炎症性肠病
自我健康管理手册

U0288385

顾　　问　吴云林

主　　编　杨翠萍　陈　平　吴坚炯

副主编　黄天生　蔡波尔　杨燕萍　杨晓金

编写秘书　吴隆亮

编　　委　（按姓氏笔画排序）

毋亚男　石莉杰　朱　枫　齐灵芝

李　婷　李艳英　李雪微　何　进

沙　敏　张家雯　张馨月　柏晓金

诸慧怡　崔德军

人民卫生出版社
·北　京·

图书在版编目（CIP）数据

炎症性肠病自我健康管理手册 / 杨翠萍，陈平，吴坚炯主编. —北京：人民卫生出版社，2024.3
ISBN 978-7-117-35645-9

I.①炎… II.①杨… ②陈… ③吴… III.①肠炎 – 诊疗 – 手册 IV.①R516.1–62

中国国家版本馆 CIP 数据核字（2023）第 222839 号

炎症性肠病自我健康管理手册
Yanzheng-xing-changbing Ziwo Jiankang Guanli Shouce

主　　编	杨翠萍　陈　平　吴坚炯	
出版发行	人民卫生出版社（中继线 010-59780011）	
地　　址	北京市朝阳区潘家园南里 19 号	
邮　　编	100021	
E－mail	pmph @ pmph.com	
购书热线	010-59787592　010-59787584　010-65264830	
印　　刷	北京瑞禾彩色印刷有限公司	
经　　销	新华书店	
开　　本	787×1092　1/32　印张:6	
字　　数	62 千字	
版　　次	2024 年 3 月第 1 版	
印　　次	2024 年 4 月第 1 次印刷	
标准书号	ISBN 978-7-117-35645-9	
定　　价	39.00 元	

打击盗版举报电话	010-59787491	E-mail	WQ @ pmph.com
质量问题联系电话	010-59787234	E-mail	zhiliang @ pmph.com
数字融合服务电话	4001118166	E-mail	zengzhi @ pmph.com

编者工作单位

主 编

杨翠萍　上海交通大学医学院附属瑞金医院
陈　平　上海交通大学医学院附属瑞金医院
吴坚炯　上海交通大学医学院附属第一人民
　　　　医院

副主编

黄天生　上海中医药大学附属光华医院
蔡波尔　上海交通大学医学院附属瑞金医院
杨燕萍　江西省九江市妇幼保健医院
杨晓金　江西省九江市第一人民医院

编写秘书

吴隆亮　中华炎症性肠病多学科联合诊治
　　　　联盟

编 委 （按姓氏笔画排序）

序

　　炎症性肠病是消化系统医疗工作中的常见病、多发病，许多患者长期受其困扰。上海交通大学医学院附属瑞金医院消化内科杨翠萍副教授，系美国约翰·霍普金斯大学博士后，从事炎症性肠病的基础研究；师从上海市第一人民医院著名的巫协宁、吴坚炯教授，开展炎症性肠病相关临床研究；又在上海瑞金医院消化内科工作多年，积累了大量诊断与治疗的临床经验。

　　广大民众以及普通患者，由于缺乏日常医疗知识，对于生活中如何预防疾病、临床症状分析、医院就诊路径、治疗方法选择、药物维持的孰轻孰重、疾病的发展前景及预后等诸方面都缺乏客观和科学的了解，导致医患间缺少协调性配合甚至产生误解。因此，迫切需要加强科普知识性沟通，尤其国内外不断推出新的炎症性肠病诊断技术、治疗药物和治疗方法，更应该让患者了解有关情况，这样才能让其接受良好的医疗服务。

郑家驹教授是公认的我国著名炎症性肠病专家，几十年间我与他亦师亦友，2008年他主编了 *Inflammatory Conditions of the Colon* 并在美国出版，是我国第一部关于炎症性肠病的英文版著作，向世界介绍了中国应用特有的中西医结合治疗炎症性肠病的方法和经验。郑家驹教授对我说，"中国的炎症性肠病治疗能否成功，关键就在于医务人员能否做好民众和患者的科普宣传和教育工作"。杨翠萍医生适时地出版了《炎症性肠病自我健康管理手册》，采用简单易懂的问答方式，由浅入深地介绍炎症性肠病的各类临床问题，这对于众多病人是个福音，我认真阅读后也受益匪浅，对此本人乐于为序。

我期望本书出版后，能继续收集病人的反馈意见，不断补充修改，让本书日臻完善，更好地为临床患者服务。

吴云林

上海交通大学医学院内科学二级教授

中国中西医结合学会消化系统疾病专业委员会原副主任委员

2023 年 12 月 3 日

前言

　　读者朋友，欢迎阅读《炎症性肠病自我健康管理手册》。当您翻开本手册时，您会发现里面有丰富的有关炎症性肠病疾病康复相关的、非常实用的信息和知识，它们可以帮助患者和家属更好地管理这一疾病。我们深知炎症性肠病对患者生活质量的影响，因此，我们通过大量的问卷调查，收集了患者最想问的问题，力求提供准确、易懂的解答，以便让您在阅读过程中获得最大的帮助。

　　本手册共分为五个部分：

　　知识篇——炎症性肠病相关基本知识。本篇将介绍炎症性肠病的基本概念、病因、症状以及诊治，帮助您对这一疾病有全面的认识。

饮食篇——炎症性肠病患者的饮食指南。本篇将为您提供炎症性肠病患者的饮食建议，包括适宜食物和应避免的食物，以协助您在日常生活中制订合适的饮食计划。

治疗篇——炎症性肠病的治疗策略。本篇将介绍炎症性肠病的各种治疗方法，包括药物治疗、手术治疗以及生活方式调整等，旨在为您提供全面的治疗方案。

保健篇——炎症性肠病患者应注意的养生保健事项。本篇将向您介绍炎症性肠病患者在日常生活中应该注意的养生保健相关内容，以帮助您更好地应对疾病，提高生活质量。

生育篇——得了炎症性肠病能要小孩吗。本篇将为您解答炎症性肠病患者常遇到的生育问题，为您提供相应的建议和解决方案。

在整个手册编写过程中，我们尽量避免使用过于专业的术语。对于有必要提到的专业术语，我们提供了简单易懂的解释和说明。衷心希望这本手册能够为您提供炎症性肠病相关的有用信息，使您能够更好地了解和应对这一疾病。

在编写本手册的过程中，我们参考了大量权威文献，以确保内容的准确性。然而，我们仍然鼓励您在阅读过程中与您的医生保持密切沟通，以便针对您个人的病情制订最佳的个体化的治疗和护理方案。通过本书的阅读，如果能给您提供帮助，将使我倍感荣幸，也不负我写书初心。

我们非常重视读者的意见反馈，书后附有问卷调查表，如果您在阅读过程中发现任何问题或有宝贵意见，请随时与我们联系

（电子邮件：yangcuipingsgh@163.com；电话：021-67888455）。您的建议将会对我们未来改进本手册产生重要影响，也会帮助更多的患者从中受益。

最后，希望本手册能够成为您应对炎症性肠病的得力助手，陪伴您走过这段充满挑战的旅程。愿您日益康复，生活更加美好！

再次感谢您的信任与支持，祝您阅读愉快！

杨翠萍

2024 年初春

目录

饮食篇

炎症性肠病患者的饮食指南

治疗篇 **炎症性肠病的**
治疗策略

保健篇 **炎症性肠病患者应注意的养生保健事项**

生育篇

得了炎症性肠病
能要小孩吗

知识篇

炎症性肠病
相关基本知识

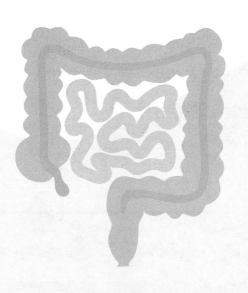

导语

　　作为炎症性肠病（inflammatory bowel disease，IBD）患者，了解基本的疾病相关知识非常重要。本篇将为您提供关于炎症性肠病的基本知识，包括病因、症状、诊断和治疗等方面的信息，帮助您更好地了解自己的病情，以便在医生的指导下进行更为有效的健康管理和治疗。

什么是溃疡性结肠炎

答 溃疡性结肠炎（ulcerative colitis，UC）是一种原因不明的肠道慢性非特异性炎症。UC病程漫长，多在4~6周或以上。常呈活动期与缓解期反复发作过程。临床上以腹泻、黏液脓血便、腹痛及里急后重为主要症状。

UC多数起病缓慢，少数急骤，发作诱因常为精神刺激、疲劳、饮食失调及继发感染。常见的UC症状如下：

腹部症状

腹泻：为主要症状，腹泻轻重不一，轻者每天2~3次，重者1~2小时1次，多为糊状便，混有黏液、脓血。

腹痛：通常在排便前出现，疼痛程度因病情的轻重而有所不同。一般局限在左下腹或下腹部，常为阵发性痉挛性疼痛，有腹痛 - 便意 - 便后缓解的规律。

里急后重：患者可能会感到腹部不适，甚至需要频繁排便。

全身症状

急性发作期常有低热或中等发热，重症可有高热，心率加速等全身毒血症状及水、电解质平衡紊乱，蛋白质肠外丢失所致营养障碍等。

肠外表现

主要为关节炎、皮肤黏膜病变和眼部病变。

UC 的诊断需要结合病史、临床表现、

检验，肠镜检查和组织活检等，并排除其他原因导致的炎症，综合判断后予以诊断。UC治疗方案包括药物治疗、营养支持和手术治疗等，医生会根据具体情况需要制订个体化治疗方案。患者应积极配合医生的治疗方案，避免自行停药或更改药物剂量。同时，良好的生活习惯和饮食习惯对减轻症状和促进康复非常重要。

2 什么是克罗恩病

答 克罗恩病（Crohn's disease，CD）是一种病因未明，主要累及末端回肠和邻近结肠的慢性炎症性肉芽肿疾病。CD可累及整个消化道。常表现为消化道管壁全层性炎症，呈节段性或区域性分布。发病年龄以青少年多见（15～30岁），男女患病率近似。本病与溃疡性结肠炎统称为炎症性肠病。临床上以腹痛、腹泻、腹部包块、发热及肠瘘等为特点。常伴有肠外表现，病程漫长，呈发作缓解交替出现，重症者迁延不愈，常有各种并发症。

CD病因未完全明了，可能与感染、免疫及遗传等因素相关。

常见的CD症状如下：

腹部症状

腹痛：多为反复发作的右下腹或脐周痛，阵发性，排气排便后可缓解。

腹泻：一般是糊状便，无脓血。

肠外表现

反复口腔溃疡，关节炎，皮肤黏膜病变，肝胆疾病如原发性硬化性胆管炎等。

全身症状

发热（间歇性低热或者中度热）、贫血、体质下降、发育迟缓。

肛周病变

肛门周围瘙痒、疼痛，肛瘘，肛周脓肿等。

如果怀疑患有克罗恩病，通常需要及时就医，医生会根据患者情况，完善检查检验，常常会进行肠镜检查和组织活检，综合检查检验结果，排除其他相关疾病，最后作出诊断。随后根据疾病严重程度制订治疗方案。

溃疡性结肠炎有什么临床表现

答 溃疡性结肠炎是一种慢性肠道非特异性炎性疾病，它会常常累及黏膜及黏膜下层，出现肠黏膜广泛、连续性溃疡和炎症。溃疡性结肠炎的临床表现因人而异，最常见的症状包括腹泻、腹痛、大便不规律、便血、贫血和体重减轻。

这些症状的特点如下：

腹泻：是溃疡性结肠炎最常见的症状，多数患者表现为顽固性腹泻，粪便次数多，呈水样或泥样，常伴有黏液或血液。腹泻可以导致脱水和电解质紊乱，因此患者应该保持足够的水分和电解质摄入，避免症状恶化。

腹痛：通常与腹泻有关，表现为阵发性、间歇性的腹痛，多数患者腹痛位置在左下腹部。腹痛可以因炎症和肠壁张力增加而产生，并且可以在排便后暂时缓解。如果腹痛严重或持续时间较长，应及时咨询医生。

大便不规律：除了腹泻外，有些患者还可能出现便秘、排便不畅等问题。这些问题可能与结肠的炎症和肠蠕动的改变有关，患者应该保持良好的饮食和水分摄入，帮助肠道正常排便。

便血：约 80% 的患者有便血症状，其中轻度便血的患者常常出现带有黏液的粪便，严重便血者则常常出现鲜红色的粪便。便血是由于肠黏膜层受损导致的，患者应该注意出血量的变化，以及是否存在其他不寻常的症状。

贫血：由于慢性失血和营养不良，患者可能出现贫血症状，表现为乏力、头晕、心悸等。贫血的严重程度可以通过血红蛋白浓度和红细胞计数等指标来评估。在溃疡性结肠炎患者中，贫血的发生率比较高。因此，溃疡性结肠炎患者应该定期进行血液检查，以监测血红蛋白和红细胞计数等指标的变化。

如果贫血过于严重，可能需要输血或其他治疗来纠正贫血。同时，患者还应该注重补充营养，增加铁、叶酸、维生素 B_{12} 等的摄入，以促进红细胞的生成和组织损伤的修复。患者在饮食方面应该注意选择易于消化的食物，尽可能避免进食刺激性、高脂肪、高纤维的食物，以减轻肠道的负担。

需要注意的是，贫血症状并不一定是溃疡性结肠炎的必有症状，也有可能是其他原因所致。因此，如果患者出现贫血的症状，应该及时就医，进行相关检查以明确病因。

体重减轻：由于消化、吸收不良，患者可能出现体重减轻的情况。消化、吸收不良是指肠道黏膜屏障受损，导致营养物质无法充分吸收，从而引起体重下降。针对这种情况，患者应该在医生的指导下采取适当的饮食调整，补充足够的营养物质。

其他症状：溃疡性结肠炎还可能出现发热、关节疼痛、皮肤病变等肠外症状。这些症状通常是由炎症反应引起的，并不一定与肠道症状同时出现。如果患者出现这些症状，应及时向医生咨询，并根据医生的建议进行治疗。

克罗恩病有什么临床表现

答 克罗恩病是一种慢性肠道疾病，

可以累及消化道的任何部位，包括口腔、食管、胃、小肠、大肠以及肛门等部位。

克罗恩病常见的临床表现及特点如下：

腹痛：克罗恩病的患者常常出现腹痛，部位多在右下腹部，疼痛程度从轻微到剧烈不等，有些患者可能还会出现腹胀、腹泻等症状。

腹部包块：以右下腹与脐周为多见，是由肠粘连、肠壁与肠系膜增厚、肠系膜淋巴结肿大、内瘘或局部脓肿形成所致。

瘘管形成：是克罗恩病临床特征之一。由透壁性炎性病变穿透肠壁全层至肠外组织或器官，形成瘘管。内瘘可通向其他肠段、肠系膜、膀胱、输尿管、阴道腹膜后等处。外瘘则通向腹壁或肛周皮肤。

腹泻：由病变肠段炎症渗出、蠕动增加及继发性吸收不良引起。开始为间歇发作，后期为持续性糊状便，无脓血或黏液。病变涉及结肠下段或直肠者，可有黏液血便及里急后重感。

贫血：由于长期腹泻和消化吸收不良，部分患者可能出现贫血症状，表现为乏力、头晕、易疲劳、心悸等。

发热：有些患者可能出现发热、畏寒、盗汗等症状。

营养不良：由于肠道病变导致吸收不良，患者常常表现为低蛋白血症、体重下降等情况。

其他症状：可能出现皮肤病变、关节疼痛、肝脏病变等肠外表现。

若出现上述症状，应及时就医，接受专业的诊断、治疗和管理，以达到控制病情和改善生活质量的目的。

5 溃疡性结肠炎和克罗恩病的区别是什么

答 溃疡性结肠炎和克罗恩病都属于炎症性肠病。

虽然它们有一些相似的症状，但两者有以下区别：

炎症部位及溃疡分布不同：溃疡性结肠炎主要侵犯肠黏膜层及黏膜下层，而克罗恩病可以侵犯消化道的任何部位，累及肠壁全层。

形态特点不同：溃疡性结肠炎主要表现为连续性病变，倒灌性结肠炎即从直肠开始向上蔓延；而克罗恩病则表现为非连续性病变，即病变部位之间可以存在正常肠道组织。

病程和预后不同：溃疡性结肠炎通常只侵犯大肠，对全身状况的影响相对较小，预后相对较好；而克罗恩病则可能侵犯消化道任何部位，对全身状况的影响比较大，预后相对较差。

因此，在诊断和治疗上，医生需要根据患者的症状、检查结果和病史，进行全面评估，以确定患者是否患有溃疡性结肠炎或克罗恩病，并制订相应的治疗方案。如果您有任何疑问，请咨询您的医生。

黏液血便超过多长时间应该怀疑为溃疡性结肠炎

答 黏液血便是溃疡性结肠炎的主要症状之一，但是出现时间的长短因人而异，没有固定的标准。如果出现了黏液血便，应该尽快就医，进行相关检查，以确定病因和诊断。根据研究，大多数溃疡性结肠炎患者最初的症状是腹泻，而黏液血便通常在腹泻后数周或数月内出现。因此，如果黏液血便持续数周或数月，应该考虑到溃疡性结肠炎的可能性，并及时就医进行诊断和治疗。

需要注意的是，黏液血便不一定是溃疡性结肠炎的唯一表现，还可能伴随其他症状，如腹痛、腹胀、贫血、体重下降等。因此，如果有上述症状出现，应该及早就医。此外，一些其他疾病也可能导致黏液血便，如痔疮、肛裂、肠道感染等，因此需要进行全面的检查和诊断以确定病因。

在接受诊断和治疗时，应该积极配合医生的治疗方案，遵从医嘱，定期复诊以了解病情变化。除了药物治疗，还应该注意饮食调节，保持适量的运动和休息，避免吸烟和饮酒等不良生活习惯，以维持身体健康和促进康复。

　　需要强调的是，溃疡性结肠炎是一种慢性疾病，需要长期的治疗和管理。因此，患者和家属应该加强对疾病的了解和认识，积极配合医生进行治疗，提高自我保健和自我健康管理的能力，以改善生活质量和预后。

 **腹痛、腹泻、黏液血便
一定是溃疡性结肠炎吗**

　　答 腹痛、腹泻和黏液血便确实是溃疡性结肠炎的典型症状，但这些症状并不仅限于该疾病。腹痛、腹泻和黏液血便等症状可能出现在多种肠道疾病中，包括炎症性肠病、肠道感染、肠道肿瘤和肠道息肉等。另外，食物过敏、滥用抗生素和心理压力太大等也可能导致类似的症状。

因此，仅根据这些症状并不能确诊溃疡性结肠炎。为了准确诊断，医生通常需要进行一系列检查，如血液检测、粪便检查及内镜检查等。如果您出现腹痛、腹泻和黏液血便的症状，建议尽快就医，以确定病因并采取相应的治疗措施。

8 内痔出血和溃疡性结肠炎有关吗

答 虽然内痔出血和溃疡性结肠炎在病因上不是直接相关的，但两者之间可能存在一定的关联。

溃疡性结肠炎是一种慢性肠道炎性疾病，主要影响肠道的黏膜层及黏膜下层，导致炎症和溃疡。患者通常会出现腹泻、腹痛、便血和排便急迫感等症状，严重时可能导致营养不良和贫血等并发症。

内痔则是一种肛门疾病，主要表现为肛门不适、疼痛和出血等症状。

根据研究，溃疡性结肠炎患者可能更容易出现内痔，这可能与以下因素有关：

频繁的腹泻：溃疡性结肠炎患者经常出现腹泻，这会增加肛门和直肠的压力，从而导致静脉血管团曲张，形成内痔。

炎症和溃疡：溃疡性结肠炎引起的肠道黏膜层及黏膜下层炎症和溃疡可能导致肠道内的细菌和毒素滞留，引发局部感染，加重肛门和直肠的疼痛和不适，导致内痔出血。

营养不良和贫血：溃疡性结肠炎患者可能因腹泻、便血和吸收障碍等原因导致营养不良和贫血，这会使局部组织的免疫力和抵抗力下降，进一步引发内痔的发生和出血。

因此，定期进行肠镜检查以及肛门疾病的检查和治疗是非常重要的，及时发现并进行相应治疗。

9 溃疡性结肠炎的严重程度怎么划分

答 溃疡性结肠炎的严重程度可以分为轻度、中度和重度三个级别。

评估的标准包括以下几个方面：

症状严重程度：主要包括腹泻次数、黏液血便的程度、腹痛的程度、贫血情况等。

病变范围：病变范围越广泛，病情越严重，可能会影响肠道功能和营养吸收。

相关血液学检测指标：如白细胞计数、C 反应蛋白等，可以反映炎症程度和病情的严重程度。

目前临床上常用的两种评估方法是 Mayo评分和 Truelove-Witts 评分。评分标准如下：

评估方法	Mayo 评分	Truelove-Witts 评分
黏液血便	0 分(无)	0 分(无)
	1 分(轻微)	1 分(轻微)
	2 分(中度)	2 分(中度)
	3 分(严重)	3 分(严重)
腹泻次数	0 分(无)	0 分(无)
	1 分(1 ~ 2 次 / 天)	1 分(轻微,1 ~ 2 次 / 天)
	2 分(3 ~ 4 次 / 天)	2 分(中度,3 ~ 4 次 / 天)
	3 分(5 次或以上 / 天)	3 分(严重,5 次或以上 / 天)

续表

评估方法	Mayo 评分	Truelove-Witts 评分
直肠出血	0分（无）	-
	1分（阳性少量）	-
	2分（阳性大量）	-
大肠炎症程度	0分（无）	-
	1分（轻度）	-
	2分（中度）	-
	3分（重度）	-
腹痛	0分（无）	0分（无）
	1分（轻微）	1分（轻微）
	2分（中度）	2分（中度）
	3分（严重）	3分（严重）
体温	0分（正常）	0分（正常）
	1分（37.5～38.4℃）	1分（37.5～38.4℃）
	2分（38.5～39.4℃）	2分（38.5～39.4℃）
	3分（39.5℃及以上）	3分（39.5℃及以上）

Mayo 评分：用于评估溃疡性结肠炎严重程度，包括以下 4 个指标：黏液血便、腹

泻次数、直肠出血和大肠炎症程度。每个指标根据严重程度进行评分，总分为 0～12 分，分数越高代表病情越严重。

Truelove-Witts 评分：是一种常用的评估溃疡性结肠炎严重程度的方法，也包括 4 个指标：腹泻次数、黏液血便、腹痛和体温。每个指标根据严重程度进行评分，总分为 0～12 分，分数越高代表病情越严重。

需要注意的是，Mayo 评分和 Truelove-Witts 评分只是量化评估方法，不能完全代表病情的轻重。临床医生需结合患者的具体情况进行评估和治疗。

10 溃疡性结肠炎需要 和哪些疾病进行鉴别诊断

答 溃疡性结肠炎需要与以下疾病进行鉴别诊断。

克罗恩病：克罗恩病与溃疡性结肠炎都属于炎症性肠病。区别在于，克罗恩病可以发生在整个消化道，包括口腔至肛门之间的任何部位；而溃疡性结肠炎仅发生在结肠和直肠部分，具体可参考问题 5 "溃疡性结肠炎和克罗恩病的区别是什么？"

感染性肠炎：与溃疡性结肠炎不同，感染性肠炎通常是由病毒、细菌或寄生虫引发的感染。为了鉴别，需要进行病原学检测。

肠道肿瘤：一般情况下，肠道肿瘤可能导致与溃疡性结肠炎类似的症状，例如腹泻、腹痛、便血等。鉴别诊断需要进行肠镜检查和组织病理学检查。

肠道憩室病：憩室病是指肠壁薄弱处向外突出形成的小囊袋。这种病变可能导致类似于溃疡性结肠炎的症状，如腹痛、便血等。

肠道过敏症：也可能出现类似于溃疡性结肠炎的症状，例如腹泻、腹痛、便血等。询问病史，常有过敏物接触史。为了鉴别，需要进行过敏测试和肠镜检查。

请注意，目前溃疡性结肠炎诊断没有金标准。确诊需要结合病史、临床表现、辅助检查如肠镜检查和组织病理学检查等，同时还需要排除其他肠道疾病的可能性，最后作出诊断。

11 溃疡性结肠炎一般有哪些并发症

答 溃疡性结肠炎是一种非特异性慢性肠道炎症，黏液血便常常出现，很多病例是反复缓解和复发。患者可能会面临一些并发症的风险。

以下是溃疡性结肠炎一些常见的并发症：

中毒性巨结肠：病情急剧恶化，伴有脱水、电解质平衡紊乱、鼓肠、腹部压痛、肠鸣音消失，预后较差，易引起急性肠穿孔。

直肠结肠癌变：溃疡性结肠炎呈慢性病程，愈合、复发反复的过程中细胞不断增殖修复，增加癌变的可能，需要长年积极治疗。

肠道出血：因为结肠黏膜受损和溃疡，患者可能出现肠道出血。在严重情况下，可能导致失血性休克，即因大量失血导致的血压下降。

肠道狭窄：长期的结肠炎症可能导致肠道狭窄。严重情况下，可能需要手术治疗。

肠穿孔：炎症反复发作可能导致肠壁破裂，从而引起肠穿孔。这种情况需要紧急手术治疗。

克罗恩病的病因有哪些

答 克罗恩病是一种慢性炎症性肠病，其确切病因尚不明确。

有一些可能的病因和相关因素，包括如下几个方面：

免疫系统异常：克罗恩病患者的免疫系

统可能出现异常，会攻击肠道的正常组织，从而导致肠道出现炎症反应。

遗传因素：克罗恩病具有遗传倾向。具有家族史的患者患病风险更高。

环境及饮食因素：吸烟、氟氯烃、食物中的添加剂等可能诱发克罗恩病。

肠道菌群失调：研究表明肠道菌群失调也可能与克罗恩病的发生有关。肠道菌群失调可能导致肠道免疫系统异常反应，从而引发肠道炎症。

其他因素：生活压力、药物使用等也可能影响克罗恩病的发病。

综上所述，迄今克罗恩病的病因不完全清楚，可能与感染、体液免疫和细胞免疫有一定关系，可能是多种因素共同作用的结果。

根据肠镜结果能否确诊克罗恩病

答 克罗恩病的确诊需要综合患者病史、临床表现、内镜检查等多种检查结果，尚需排除相关肠病，仅凭肠镜结果往往不能确诊。虽然肠镜检查可以观察肠道内壁的状况，例如溃疡、狭窄和瘘管等，但这些病变并不是克罗恩病独有的表现。其他疾病，如溃疡性结肠炎、肠结核等，也可能出现类似的肠道病变。

通常血常规、血沉（erythrocyte sedimentation rate，ESR）、C反应蛋白（c-reactive protein，CRP）、粪便常规检查、粪钙卫蛋白检查、肠道菌群检测，以及影像学检查，如X线、电子计算机断层扫描（computed tomography，CT）或磁共振

成　像（magnetic resonance imaging，MRI）
等，可对克罗恩病的诊断提供帮助，但尚需
排除肠结核、淋巴瘤、肠道寄生虫病等。

名词注释

肠结核：是结核分枝杆菌引起的肠道感
染，也可能导致肠道炎症、溃疡和瘘管
等病变。

ESR：是红细胞沉降率的缩写，用于测
量血液中红细胞沉降的速度，反映机体
的炎症状态。

CRP：是一种体内应激反应时产生的蛋
白质，血液中 CRP 含量的增加通常表
示有炎症或感染。

怎么划分克罗恩病的严重程度

答 克罗恩病的严重程度可以用多个指标来评估，包括病情活动性、肠道病变程度、临床症状和影响患者生活质量的程度等。

常用的评估方法包括 Crohn's disease activity index（CDAI）和 Harvey-Bradshaw 指数，具体如下：

克罗恩氏病活动指数（CDAI）

姓名：＿＿＿＿＿＿＿　　　年龄：＿＿＿＿＿＿＿

性别：□男生　□女生　　　日期：＿＿＿＿＿＿＿

患者报告了大便模式	
7 天内每天的平均液体或软便次数（每次大便 14 分）	
使用地芬诺酯和洛哌丁胺治疗腹泻（30 分）	

续表

7 天内的平均腹痛评分	
无(0 分)	
轻度疼痛(35 分)	
中度疼痛(70 分)	
重度疼痛(105 分)	
7 天内每天的健康状况	
好(0 分)	
略低于平均水平(49 分)	
差(98 分)	
非常差(147 分)	
糟糕(196 分)	
并发症	
关节炎或关节痛(20 分)	
虹膜炎或葡萄膜炎(20 分)	
结节性红斑、坏疽性脓皮病或阿弗他性口腔黏膜炎(20 分)	
肛裂、瘘管或脓肿(20 分)	
其他瘘管(20 分)	
上周温度超过 100 华氏度(37.8 摄氏度)(20 分)	
发现腹部肿块	
无肿块(0 分)	
可能的肿块(20 分)	

续表

发现腹部肿块	
确定的肿块(50 分)	
贫血和体重变化	
血细胞比容的绝对偏差,男性为 47%,女性为 42%(每偏差 6 分)	
与标准重量的百分比偏差(每偏差一个百分比得 1 分)	
总分	

0 ~ 149 分值:	无症状缓解
150 ~ 220 分值:	轻度至中度活动性克罗恩氏病
221 ~ 450 分值:	中度至重度活动性克罗恩氏病
451 ~ 1 100 分值:	重度活动性至爆发性疾病

注 意

- 需要使用类固醇以保持无症状的患者不被视作缓解,但被称为"类固醇依赖性"。

- 血细胞比容的绝对偏差仅仅是血细胞比容与标准的差异。血细胞比容为 40% 的男性患者的绝对偏差为 7。

- 与标准体重的偏差百分比是(1- 体重 / 标准体重)×100,因此正的百分比偏差代表体重下降,为 CDAI 增加点数。

CDAI：是一种常用的评估克罗恩病活动性的方法，包括以下几个指标：腹痛、全身状况、肠穿孔和肠梗阻、腹泻和体重变化，分数越高代表病情越严重。

Harvey-Bardshaw 指数（HBI）评分

姓名：＿＿＿＿＿＿＿＿　　年龄：＿＿＿＿＿＿＿＿
性别：□男生　□女生　　日期：＿＿＿＿＿＿＿＿

症状和体征	评分项目	评分
一般健康情况	□良好	0
	□稍差	1
	□差	2
	□不良	3
	□极差	4
腹痛	□无	0
	□轻	1
	□中	2
	□重	3

续表

症状和体征	评分项目	评分
腹泻	便稀次数_____次 / 日	0
腹部包块	□无	0
	□可疑	1
	□确定	2
	□伴触痛	3
并发症	□虹膜炎	1
	□关节痛	1
	□坏疽性脓皮病	1
	□结节性红斑	1
	□阿弗他溃疡	1
	□裂沟	1
	□新瘘管	1
	□脓肿	1
总分:		

根据得分评估克罗恩病（CD）病情：

≤ 4 分：缓解期，活动等级 1；

5 ~ 8 分，中度活动期，活动等级 2；

≥ 9 分，重度活动期，活动等级 3。

Harvey-Bradshaw 指数：也是一种评估克罗恩病活动性的方法，主要侧重于评估病情的临床表现。分数越高代表病情越严重。

需要注意的是，CDAI 和 Harvey-Bradshaw 指数只是一种量化的评估方法，不能完全代表病情的轻重。因此，医生会根据患者的具体情况综合评估病情并制订治疗方案。

15 **第一次注射英夫利西单抗（类克）要做哪些评估**

答 在开始生物制剂治疗（如注射用英夫利西单抗）之前，建议患者进行以下检查。

血常规和炎症指标检查：血常规和炎症指标如 CRP 和 ESR 可以反映患者炎症的程度。

肝功能和肾功能检查：生物制剂主要通过肝脏代谢和肾脏排泄。因此，需要评估患者的肝功能和肾功能，以确保药物能够被有效代谢和排泄。

体重和身高测量：生物制剂的用量需要根据患者的体重和身高进行调整，因此需要测量患者的体重和身高。

以上检查是建议性的，具体检查项目和方案应根据患者的具体情况进行个体化制订。在开始生物制剂治疗前，建议您咨询专业医生的意见，以确保药物的有效性和安全性。

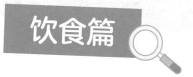

饮食篇

炎症性肠病患者的
饮食指南

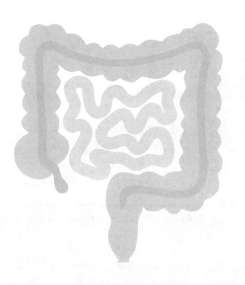

导读

　　炎症性肠病患者在日常生活中需要特别关注饮食。本篇旨在为您提供关于炎症性肠病患者的饮食建议和注意事项，帮助您更好地管理病情，提高生活质量。请注意，每个患者的病情和需求可能不同，因此在实施任何饮食改变之前，请务必咨询医生或营养师的意见。

16 对于溃疡性结肠炎患者，有哪些食物推荐和禁忌

答 对于溃疡性结肠炎患者来说，合理的饮食对于缓解症状和控制病情非常重要。在选择食物时，请注意以下几点：

选择低纤维食物：在病情发作期，患者应避免摄入高纤维食物，如全麦面包、坚果、糙米和豆类。可以选择低纤维食物，如白米饭、面条、熟蔬菜和水果汁。

确保摄入足够的蛋白质：蛋白质有助于维持身体的正常功能。可以选择淡水鱼、鸡肉、瘦牛肉和豆类等富含蛋白质的食物。

选择低脂食物：避免摄入高脂肪食物，如油炸食品、糕点和奶酪。建议选择低脂食物，如鸡肉、鱼、瘦肉和低脂牛奶。

摄入充足的维生素和矿物质：新鲜蔬

菜、新鲜水果、燕麦、瘦肉和鱼富含维生素和矿物质，有助于维持身体健康。

请注意，每个患者的情况可能会有所不同，因此在调整饮食时，建议咨询医生或营养师的意见。

17 溃疡性结肠炎患者可以吃海鲜吗

答 需要根据患者的个人情况来决定。通常情况下，海鲜中含有丰富的蛋白质、维生素和矿物质等营养成分，对人体健康是有益的。

然而，海鲜中也含有一些可能引发过敏反应的蛋白质，例如贝类中的蛤蜊足肌蛋白等。因此，如果患者已知对某些海鲜过敏，应避免食用。

此外，海鲜中的细菌、寄生虫、毒素等也可能对患者的肠道健康产生影响。如果患者想要食用海鲜，建议选择新鲜、干净并且煮熟的海鲜，并适量食用。如果食用后出现腹泻、腹痛等消化道不适症状，应及时就医并调整饮食。

最佳做法是咨询医生的意见，根据您的病情和饮食习惯来制订合适的饮食计划。

18 恢复期间，哪些食物对肠道刺激较小，可以食用

 答 在克罗恩病和溃疡性结肠炎的恢

复期间，以下食物对肠道刺激较小，可以食用。

柔软的谷物：如米饭、面条、燕麦等，它们为身体提供能量，同时易于消化。

做熟的蔬菜：如土豆、南瓜、胡萝卜、菠菜、豌豆等，它们富含维生素、矿物质和纤维素，有益肠道健康。

熟水果：煮熟的水果和成熟的水果对肠道刺激较小，都是可以食用的食物。如煮过的苹果，经过烹饪后仍然含有丰富的维生素和矿物质，并且更容易消化，对肠道刺激较小。因此，煮熟的水果能够为患者提供营养，并能减轻肠道的负担。

成熟的水果，如香蕉、桃子等，具有柔软、易于咀嚼和消化的果肉，富含维生素和矿物质，并且易于消化。

干面包或饼干：这类食物能为身体提供

能量，且易于消化。

低脂肪的鱼肉或禽肉：如鸡肉、火鸡肉、鲑鱼、鳕鱼等，它们富含蛋白质和营养物质，同时易于消化。

低脂肪的乳制品：如酸奶、牛奶、柔软的干酪等，富含蛋白质、钙和其他营养物质，且易于消化。

在炎症性肠病恢复期间，应避免食用刺激性食物，如辛辣食品、咖啡、酒精、糖果、高脂肪和高纤维食品等。同时，要逐渐增加摄入量，避免一次性大量摄取食物，以减轻肠道负担。建议在调整饮食前咨询医生或营养师，以制订适合个人的饮食计划。

19 炎症性肠病患者进食后有胃酸反流的问题，该如何处理

答 炎症性肠病患者在进食时经常出现胃酸反流的情况。这种现象可能是因为消化系统的炎症以及功能失调所导致。患者可以尝试服用一些抗酸药物，例如质子泵抑制剂（proton pump inhibitor，PPI）或 H_2 受体拮抗剂。这些药物能降低胃酸分泌，从而减缓胃酸反流的症状。

需要特别注意的是，如果症状严重或持续时间较长，建议及时向医生咨询。医生会根据您的具体病情和症状，考虑是否需要增加其他药物治疗，如黏膜保护剂、调节胃肠动力药物等。

克罗恩病患者可以吃辣的
食物吗

答 患有克罗恩病的人最好避免食用辣的食物。

因为辣的食物可能加重炎症并刺激消化系统。辣椒中的辣椒素等成分会刺激肠道，导致胃肠道不适，增加腹泻、腹痛等症状的发生。

此外，辣的食物还可能引起消化不良，刺激胃酸分泌，增加胃酸反流的风险，这些都会给克罗恩病患者的消化系统带来负担。因此，建议克罗恩病患者在平时和发作期都尽量避免食用辣的食物。

21 在克罗恩病缓解期可以吃粗粮吗

答 粗粮是一种含有丰富纤维的食物，如全麦、糙米等，在克罗恩病缓解期，患者可以适量摄入粗粮。但同时需要注意以下几点：

粗粮中的纤维含量较高，可能会对肠道产生刺激，进一步加重症状。因此，患者应该适量食用，避免过量。

患者应该选择易于消化的粗粮，如糙米（去掉外层糠的米）、燕麦（一种谷物，通常用于制作燕麦片）、高粱米（一种红色的谷物，含有丰富的营养）等，避免食用过于坚硬的粗粮，如玉米、小麦等。

患者应该逐渐增加粗粮的摄入量，以便肠道逐渐适应。如果出现不适，应及时减少摄入量或停止食用。

如果患者同时患有糖尿病或其他代谢性疾病，应该遵循医生的建议进行饮食控制，避免粗粮过量摄入。

炎症性肠病的
治疗策略

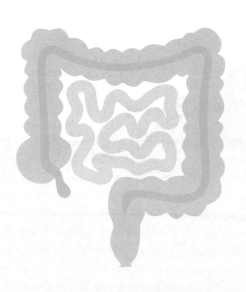

导读

　　炎症性肠病属于慢性病，常常呈现疾病的复发与缓解交替，恰当的治疗将维持疾病长期缓解，可大大减轻患者疾病负担。本篇将介绍炎症性肠病的各种治疗方法，帮助您了解如何在医生的指导下控制病情，提高生活质量。我们将讨论药物治疗、手术以及生活方式的调整等多种治疗手段，以便您能够根据自己的需要作出合适的选择。

22 克罗恩病能否不依靠药物自愈

答 克罗恩病目前没有自愈的方法。虽然症状有时可能会暂时缓解，但仍需要药物治疗以控制病情和预防复发。尽管如此，一些生活方式和饮食调整可能有助于缓解症状和减轻疼痛。例如，适当的运动、减少压力、保持良好的睡眠习惯、避免吸烟等。

此外，饮食调整也可以帮助控制症状。具体来说，建议避免摄入过多的脂肪、乳糖、高纤维食物和刺激性食物。然而，这些措施不能替代药物治疗。药物治疗是控制病情和预防复发的基础。

23 哪些部位的溃疡性结肠炎
可以采用灌肠治疗

答 溃疡性结肠炎累及大肠。大肠依
次为盲肠、升结肠、横结肠、降结肠、乙状
结肠及直肠。左半结肠（降结肠，乙状结
肠），直肠距离肛门近。因此，灌肠治疗通
常适用于这些部位。灌肠治疗是将药物以液
体形式直接注入直肠及左半肠腔，以缓解症
状并减轻炎症。常用的灌肠液有美沙拉秦灌
肠液，还有很多医院自制的中药灌肠液（如
溃疡性结肠炎灌肠1号方、2号方），有的
将云南白药、美沙拉秦、锡类散、地塞米松
等于淀粉中制备成灌肠剂等。治疗剂量和使
用频率通常根据患者的症状和病情而定，需
要在医生的指导下进行。

请注意，灌肠治疗通常不适用于病变部

位较高或病情较严重的患者，因为这些情况下可能需要更强效的药物治疗。灌肠治疗也不能替代其他治疗方法，如口服药物、局部治疗、手术等。因此，在进行灌肠治疗之前，请务必与医生讨论并确定最适合您的治疗方案。

24 服用美沙拉秦治疗溃疡性结肠炎时，是否可以长期与其他药物如泮托拉唑一起服用以缓解胃部不适

答 美沙拉秦是一种治疗炎症性肠病的药物，通过抑制炎症的前列腺素合成和炎症介质白三烯的形成，对肠壁的炎症有显著

抑制作用，可能引起胃部轻微不适，偶有恶心、头痛及头晕等。

泮托拉唑是一种质子泵抑制剂，它可以减少胃酸的产生，从而减轻胃部不适和胃酸反流等症状。如果您在服用美沙拉秦时出现胃部不适，可以考虑在医生的建议下与泮托拉唑一起服用。

请注意，泮托拉唑也可能产生一些副作用，如影响钙、镁等矿物质的吸收，增加骨折和肠道感染的风险等。因此，在加用泮托拉唑时，请务必遵循医生的建议，并密切关注您的症状。

25 手术前都要进行鼻饲吗

答 术前鼻饲是 IBD 手术前的一种准备措施，但不是所有 IBD 手术都需要进行鼻饲，需根据患者的具体情况和手术类型来决定。

鼻饲有助于减少肠道内的食物残留和细菌，降低手术感染和并发症的风险。例如，结肠切除手术等较大手术，鼻饲是常见的准备措施。鼻饲还能减轻手术后肠道的负担，促进肠道愈合。然而，对于一些较小的手术，如内镜下黏膜切除术等，不一定需要进行鼻饲。具体是否需要进行鼻饲，需根据患者的具体情况和手术类型作出决定。

26 克罗恩病会引起湿疹吗

答 目前尚无明确证据表明克罗恩病会直接引起湿疹。然而，研究显示克罗恩病患者更容易患上其他自身免疫性疾病，包括湿疹。

部分研究发现，克罗恩病患者中患有湿疹的比例较一般人群高，但两者之间的因果关系尚不明确。另一些研究发现，克罗恩病患者中部分人患有类风湿关节炎或强直性脊柱炎等自身免疫性疾病，这些疾病也与湿疹有关联。因此，尽管不能肯定克罗恩病会直接引发湿疹，但患者应密切关注皮肤状况，并在出现湿疹后及时就医。

27 过敏性哮喘的患者能使用生物制剂治疗炎症性肠病吗

答 过敏性哮喘患者在使用生物制剂治疗炎症性肠病时，可能面临一定的潜在风险，但这些风险通常可以控制。生物制剂是一类用于治疗炎症性肠病的药物，如肿瘤坏死因子 α（tumor necrosis factor α，TNF-α）抑制剂，可能导致哮喘加重或支气管痉挛。

医生会权衡利弊，根据患者具体情况选择合适的生物制剂并密切监测病情。如出现严重副作用或不良反应，请及时联系医生。

28 类克（注射用英夫利西单抗）换药后，多长时间需要测一次药物浓度

答 如果将类克从原来的药物换成其他药物，需要根据新药的特点和用药剂量来决定何时进行药物浓度检测。通常情况下，对于需要监测药物浓度的患者，一般在开始使用新药物后的 2~4 周内进行首次监测。如果药物剂量调整或者出现不良反应，也需要重新监测药物浓度。

此外，如果患者的身体状态发生变化，例如肝、肾功能不全，也需要重新监测药物浓度。如果出现不适或疑问，应及时向医生咨询。

术后 3 个月仍然一天多次腹泻，这是正常的吗

答 术后腹泻是肠道切除手术常见的现象。然而，如果术后 3 个月仍然一天多次腹泻，这可能是不正常的现象，应尽快就医。

手术后，肠道结构和功能发生改变，可能影响消化和吸收，导致腹泻。通常，这种腹泻会在术后几周内逐渐减轻。如果腹泻持续时间较长，可能是由肠道吸收不良、感染、药物反应或炎症等原因引起的。建议尽快就医，接受全面的检查，如血常规、电解质、肠道菌群和炎症指标等，以确定腹泻原因。

30 炎症性肠病会导致膝关节疼痛吗

答 在炎症性肠病患者中，40%～50%的人可能会出现与肠道炎症无关的关节炎，称为炎症性肠病性关节炎。这种关节病变通常与肠道炎症同时出现，表现为晨僵、关节肿痛和关节活动障碍等症状。其中，膝关节是最常受累的关节，但其他关节如踝关节、肘关节等也可能受到影响。

炎症性肠病性关节炎是一种自身免疫性疾病，与炎症性肠病有共同的病因和发病机制。通常需要风湿科医生诊断和治疗。治疗方法包括药物治疗、物理治疗和康复训练等，以缓解疼痛和改善关节功能。

31 患有克罗恩病的人在出现
神经性疼痛时，可以使用
卡马西平吗

答 卡马西平是一种抗惊厥和特异性三
叉神经痛镇痛药，通常用于治疗癫痫、三叉
神经痛等疾病。对于克罗恩病患者的神经性
疼痛，卡马西平也可以作为治疗选择之一。

但是，请注意：卡马西平是处方药，需
要医生根据个人病情进行评估并开具处方。
在使用卡马西平时，请关注可能出现的副作
用，如头晕、嗜睡、口干等，并定期复查以
确保药物疗效和安全性。

32 美沙拉秦导致肝损伤，肝功能恢复正常后还可以继续使用吗

答 美沙拉秦（Mesalazine）口服后，药物在回肠和结肠释放，仅有少部分药物吸收入血，入血的药物主要经过肝脏首过效应代谢而形成乙酰基水杨酸代谢产物，可能导致肝损伤。如果您因使用美沙拉秦而出现肝损伤，请立即停止使用并寻求医生的治疗建议。

美沙拉秦导致的肝损伤已经恢复正常，您可以考虑在医生的建议下继续使用美沙拉秦。在此过程中，请注意以下几点：

（1）严格遵守医生建议的剂量，不要超过用药剂量；

（2）定期进行肝功能检查，以便及时发现肝损伤；

（3）避免同时使用其他可能对肝脏造成损伤的药物，例如酒精、某些抗生素和抗癌药等；

（4）如出现任何不良反应或症状，请立即停止使用美沙拉秦并就医。

33 克罗恩病会导致口腔溃疡、牙龈发白和牙齿疼痛吗

答 口腔溃疡、牙龈发白、牙齿疼痛等症状并不是克罗恩病的典型症状。这些症状可能与口腔疾病、牙齿疾病、感染等有关，建议您咨询口腔科医生和牙科医生进行进一步检查和诊断，并进行相应的治疗。

34 中医对克罗恩病有用吗

答 中医学认为，克罗恩病的发生与脾胃虚弱、气滞、瘀血、湿热等有关。因此，中医治疗的重点是调整脾胃功能、疏理气滞、活血化瘀、清热解毒、祛湿化痰等。常用的中药有黄芩、黄连、泽泻、白术、山楂、茯苓、陈皮、丹参等。

虽然中医治疗在一些肠道疾病方面有一定的疗效，但是对于克罗恩病这样的自身免疫性疾病，中医治疗的效果尚不十分明确。因此，在决定治疗方法时，患者应该与医生进行充分的讨论和沟通，并遵循医生的建议进行治疗和管理。

35 在溃疡性结肠炎缓解期的患者中，哪些益生菌和益生元会更有益

答 溃疡性结肠炎是一种慢性非特异性肠道炎症性疾病，常伴有肠道菌群失衡。益生菌和益生元可以帮助维持肠道菌群平衡，改善肠道功能，缓解症状。

对于缓解期的溃疡性结肠炎患者，以下几种益生菌可能更适合：

双歧杆菌：有助于增加肠道内益生菌数量，减少有害菌生长，维持肠道菌群平衡。

乳酸菌：可以增强肠道黏膜屏障功能，抑制肠道炎症反应，缓解肠道症状。

益生元：促进益生菌生长，增加肠道内短链脂肪酸的产生，改善肠道通透性和免疫功能。

常见的益生元食品有酸奶、酸奶饮料、发酵乳、益生菌口服液、益生元片等。建议在医生的指导下选择适合自己的益生菌和益生元产品，并注意逐渐增加摄入量，以免引起肠道不适。

36 当长期应用美沙拉秦治疗溃疡性结肠炎效果不理想时，是否可以加用托法替布

答 托法替布（tofacitinib）是一种 Janus 激酶（JAK）抑制剂，JAK 属于胞内酶，可传导细胞膜上的细胞因子或生长因子 - 受体相互作用所产生的信号，从而影响细胞免疫功能，适用于类风湿关节炎等。如果长期美

沙拉秦治疗溃疡性结肠炎的效果不理想，可以考虑加用托法替布。然而，在使用托法替布时需要密切关注患者的病情和副作用，因为它可能增加感染、患淋巴瘤等风险。因此，在决定加用托法替布之前，应由医生充分评估患者的病情和治疗需求。

37 如果美沙拉秦效果不佳，可以改用五味苦参肠溶胶囊来维持治疗吗

答 五味苦参肠溶胶囊是一种中药制剂，主要成分包括苦参、地榆、青黛、白及与甘草，具有清热燥湿、解毒敛疮、凉血止血功效，用于治疗轻中度溃疡性结肠炎。

然而，五味苦参肠溶胶囊的疗效和使用效果因人而异。如果您患有严重的溃疡性结肠炎，建议在医生指导下继续使用其他治疗药物，如 5- 氨基水杨酸类药物、免疫抑制剂等。如果您的病情较轻，可以在医生指导下使用五味苦参肠溶胶囊等中药治疗。

需要注意的是，五味苦参肠溶胶囊是一种中药制剂，其使用需遵循医生的指导和建议，以避免出现不良反应。在更换药物前，请务必咨询您的医生，以确保获得最适合您的治疗方案。

38 克罗恩病术后 3 个月后，大便一天四五次且不成形，多久才能恢复正常

答 术后 3 个月后，大便一天 4 ~ 5 次、不成形的情况可能是由于克罗恩病未完全缓解，或者是手术后肠道功能调节还没有完全恢复。克罗恩病是一种慢性进展性疾病，具有病情多变和复杂的特点。术后恢复期因个体差异而不同，一般需要 3 ~ 6 个月。

在恢复期内，肠道功能需要时间来逐渐恢复，所以请耐心等待。为了促进肠道功能的恢复和病情的缓解，患者需要注意以下几点：

健康饮食：保持饮食平衡，避免辛辣、油腻等刺激性食物。

避免过度劳累：保持适当的休息和锻

炼，以帮助身体恢复。

保持心情愉悦：积极的心态有助于身体恢复和应对疾病。

如果术后 3 个月后大便次数过多、不成形的情况持续存在，建议及时就医，尤其是伴随腹泻、腹痛、发热等症状时。这样医生可以对您的病情进行评估，并提供适当的治疗建议。

39 在什么情况下，溃疡性结肠炎患者需要考虑应用生物制剂治疗

答 通常，当溃疡性结肠炎患者在足量的美沙拉秦治疗后仍腹泻，疾病无缓解

时，需要考虑使用生物制剂治疗。

以下是几种可能需要采用生物制剂治疗的情况：

病情活动度高：如果患者的病情严重，症状难以控制，生物制剂可以有效缓解症状，提高生活质量。

对其他治疗无效：在足量美沙拉秦治疗后仍无法改善病情的患者，可以考虑生物制剂作为一种替代方案。

糖皮质激素依赖：对于糖皮质激素依赖的患者，如果长期使用可能出现严重副作用，如骨质疏松、高血压甚至股骨头坏死等。在这种情况下需考虑生物制剂。

降低手术风险：在需要手术治疗的患者中，生物制剂可以在手术前降低炎症程度，从而减少手术风险。

目前，国内外指南推荐生物制剂治疗中

重度溃疡性结肠炎，使用前，医患共同决策。在考虑使用生物制剂治疗时，请务必咨询专业医生的意见，以确保为您的病情选择最合适的治疗方法。

40 克罗恩病患者何时需要考虑使用生物制剂治疗

答 克罗恩病是一种进展性疾病，可能出现肠道损伤和并发症。慢性炎症刺激会逐渐导致肠道狭窄和穿透性病变，治疗的关键是肠壁愈合。尽早达到黏膜愈合，可改善克罗恩病的长期愈合。生物制剂可有效地诱导并维持克罗恩病的缓解。

以下是需要使用生物制剂治疗的情况：

发病年龄小：发病年龄越小，疾病进展相对较快。

病变范围广：疾病累及上消化道，或者小肠大部分肠管及结肠等。

一开始发病就需要住院或者使用糖皮质激素。

肛瘘：有肛周瘘管的形成。

总之，克罗恩病仅仅达到症状缓解是不够的，尽早达到内镜下黏膜愈合可有效改善患者长期预后，阻止病程进展，关键是黏膜愈合。生物制剂可有效诱导克罗恩病内镜应答和内镜缓解，实现黏膜愈合和深度缓解。在使用生物制剂之前，患者应与医生充分讨论其适用性、风险和潜在效果。

溃疡性结肠炎手术效果如何

答 对于溃疡性结肠炎患者，手术通常被认为是内科足量、足疗程药物治疗及非药物治疗均无效时，或者出现并发症如中毒性巨结肠、肠出血、肠穿孔及肠道癌变时的最后选择。手术可以切除受损的肠道组织，以减轻症状并控制病情。手术效果因患者的具体状况和采用的手术方式而有所不同。

手术可以切除反复病变的肠管，显著改善狭窄及肠道出血等症状。有助于患者恢复正常的肠道功能，提高生活质量。然而，手术也存在一定的风险和可能出现的并发症。术后患者可能会遇到肠道狭窄（肠道变窄）、肠梗阻（肠道阻塞）或吻合口瘘（手术连接处的异常通道）等问题。

请注意，手术并不能治愈溃疡性结肠炎。患者仍然需要长期的药物治疗和生活方式调整来控制病情。

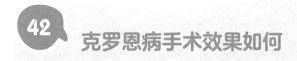

42 克罗恩病手术效果如何

答 对于克罗恩病患者，手术治疗通常是在患者出现肠道纤维性狭窄、穿透性病变等时进行。手术旨在去除受损的肠道组织，以减轻症状并控制病情。手术方法会根据患者的具体状况和受影响的肠道部位来选择。

手术治疗通常能解除梗阻，显著缓解患者腹痛等，并降低病情复发的可能性。通过手术，患者的肠道功能往往可以恢复正常，从而提高生活质量。对于合并严重肠梗阻、肠穿孔或腹膜脓肿等并发症时，手术治疗甚至可以挽救生命。

然而，手术治疗毕竟是有创伤的，也存在一定的风险和并发症。术后可能会出现肠道狭窄、吻合口瘘等问题。需要注意的是，手术治疗无法根治克罗恩病，患者仍需长期接受药物治疗并调整生活方式以控制病情。

克罗恩病手术会留下瘢痕吗

答 克罗恩病为病因不明的慢性胃肠道炎性肉芽肿性疾病，主要侵犯回肠和邻近结肠，当病情严重时，可能需要手术治疗。手术方法包括切除受损肠段、根除瘘管等。这些手术很可能会留下瘢痕（俗称"疤痕"）。然而，疤痕的大小和形状取决于手术方式、受影响的肠道部位和术后护理。

通常情况下，传统的开腹手术留下的疤痕比采用腹腔镜手术的疤痕更明显。随着医学技术的进步，手术方式和设备不断更新，可以尽量减少疤痕的面积和数量。此外，术后恢复期和护理也非常重要，有助于减轻疤痕的形成和改善疤痕的外观。

尽管手术可能会留下疤痕，但这通常不会影响患者的生活质量和身体健康。如果疤痕引起任何不适，请咨询您的医生，他们可以为您提供相应的建议和治疗方案。

生物制剂在治疗炎症性肠病时
需要与其他药物联合使用吗

答 生物制剂可以单独使用，也可以
与其他药物联合使用来治疗炎症性肠病。具
体的治疗方案应根据患者的病情来制订。

在某些情况下，与其他药物一起使用生
物制剂可能会取得更好的效果。例如，如果
某些患者在使用抗 TNF-α 药物（一种生物
制剂，用于抑制炎症反应）时出现药物效果
减弱，医生可能会建议患者与免疫抑制剂或
免疫调节剂等药物联合使用。另外，有些患
者可能需要同时使用多种生物制剂以达到更
好的治疗效果。

需要注意的是，联合使用不同类型的生
物制剂可能会增加患者出现药物不良反应和
并发症的风险。因此，患者在使用生物制剂

时应在医生的指导下进行，并根据医生的建议制订个性化的治疗方案。

 炎症性肠病需要终身使用生物制剂吗

答 对于一些患者来说，生物制剂可能需要长期使用，甚至终身使用。

生物制剂是一类用于治疗炎症性肠病的药物，目前市面上主要有作用于肿瘤坏死因子的英夫利西单抗，阿达木单抗；作用于a4B7 整合素的维多利珠单抗；作用于细胞因子 IL12/23 的乌司奴单抗等。这些生物制剂通常需要静脉注射或皮下注射。因此，患者需要定期前往医院或在家注射药物。生物制剂的使用通常需要持续一段时间，以达到减轻症状和控制病情的目的。在治疗初期，生物制剂的使用通常需要较高的剂量和频率，随着病情稳定，剂量和使用频率可以逐渐减少。

需要注意的是，生物制剂的使用可能会出现一些不良反应，包括感染、过敏反应、输液反应、心功能不全、肝功能异常、肿瘤等。因此，在使用生物制剂时，患者应密切关注自身的身体状况，并遵循医生的治疗方案进行治疗。

46 生物制剂治疗会导致食管增厚吗

答 生物制剂主要通过抑制不同的炎

症通路从而减轻炎症反应，通常不会直接引起食管增厚。

然而，在使用生物制剂治疗 IBD 时，有时可能会出现一些副作用，如发热、头痛、恶心、呕吐等。部分患者可能会出现口腔溃疡、口干、喉咙痛等症状。

47 结肠部分狭窄，内镜无法通过，但大便正常，需要手术吗

答 结肠狭窄是炎症性肠病的常见并发症之一，通常与肠壁炎症反应导致肠道组织局部肿胀、纤维化等有关。如果结肠狭窄严重影响肠腔通畅，可能会导致肠梗阻和其他严重并发症，如肠穿孔和腹膜炎等。

对于结肠部分狭窄的 IBD 患者，需要进行综合评估，包括狭窄部位、狭窄程度、病情活动性、患者年龄、身体状况、并发症等方面。如果狭窄部位较低，狭窄程度较轻，病情处于缓解期，患者身体状况良好，可以考虑采用药物治疗和内镜治疗等非手术治疗方法。

但是，如果狭窄部位较高，狭窄程度较严重，病情活动性较强，或已出现肠梗阻等严重并发症，可能需要进行手术治疗。手术的目的是去除狭窄部分，缓解症状并预防并发症。在决定是否进行手术时，请务必与您的医生联系。

合并肠道内瘘的炎症性肠病
患者可以使用生物制剂吗

答 合并肠道内瘘的 IBD 患者，可以使用生物制剂治疗，但需要根据患者的具体情况来确定治疗方案。对于合并内瘘的 IBD 患者，生物制剂有助于减轻炎症反应、促进组织修复，从而有助于治疗内瘘。

然而，使用生物制剂治疗内瘘可能存在一些风险和不良反应，需要慎重考虑以下几点：

感染：生物制剂会抑制免疫系统，降低身体对感染的抵抗力。在治疗期间，患者容易感染病菌，导致病情加重。

内瘘复发：生物制剂能减轻炎症反应，促进组织修复，但有时也会导致内瘘复发。

内瘘穿孔：在使用生物制剂治疗内瘘期

间，内瘘穿孔是一种严重的并发症。内瘘穿孔可能导致腹腔内器官相互连接，从而引发感染和其他严重问题。

肠道细菌过度繁殖：使用生物制剂可能会导致肠道中的细菌过度繁殖，从而引发腹泻、腹痛和其他不适症状。

肝脏损伤：使用生物制剂治疗 IBD 可能导致肝脏损伤，进而引发肝炎和其他肝脏问题。

在使用生物制剂治疗内瘘的过程中，医生需要密切关注患者的病情变化和不良反应，并及时调整治疗方案。

**克罗恩病合并结核病
该如何治疗**

答 如果克罗恩病患者合并结核病，治疗方案需要综合考虑患者的病情、临床表现和实验室检查结果，采用综合治疗方法。

一般来说，治疗方法包括以下几个方面：

抗结核治疗：针对结核病，采用抗结核药物治疗，包括异烟肼、利福平、吡嗪酰胺等。治疗需要长期进行，通常需要至少6个月的治疗时间。

克罗恩病治疗：克罗恩病的治疗通常采用免疫抑制剂和生物制剂等药物，以改善病情。但在结核病活动期间，这些药物可能加重结核感染，因此需要暂停使用。

对症治疗：针对患者的症状，采用对症治疗，如使用止咳、止痛、退烧等药物。同时，患者需要保持充足的营养，避免过度劳累，保持良好的睡眠。

外科手术：在严重的情况下，可以考虑采用外科手术治疗。例如，当结核病引起肠道狭窄、阻塞或穿孔时，可能需要进行外科手术治疗。

总之，如果克罗恩病患者合并结核病，治疗应该是综合的，需要根据患者的具体情况制订个体化的治疗方案。在治疗过程中，务必遵循医生的建议和指导。

50 如果在使用生物制剂
治疗 3 次后仍未见效果，
是否需要马上更换药物

答 在尝试生物制剂治疗 3 次后仍未
见明显效果时，请考虑以下几个因素。

治疗时间：部分患者可能需要较长的治
疗时间才能看到效果。通常，建议至少进行
6 ~ 12 周的治疗后再评估疗效。

剂量调整：若患者的病情较为严重，可
以在医生指导下考虑增加生物制剂的剂量。

更换药物：如果在尝试生物制剂治疗 3
次后仍未见效果，可能需要更换药物。需要
注意的是，不同生物制剂具有不同的治疗机
制和副作用，应在医生指导下选择适合的药
物进行更换。

联合治疗：在某些情况下，考虑使用多

种生物制剂联合治疗，以达到更好的疗效。

总之，在生物制剂治疗 3 次后仍未见效果时，请及时向医生反馈情况，并根据医生建议调整治疗方案。

51 服用美沙拉秦后出现肠道灼烧感，是否该停药

答 肠道灼烧感可能是服用美沙拉秦（一种治疗炎症性肠病的药物）后的副作用之一，但也有可能是其他原因引起的。如果您怀疑是美沙拉秦的副作用，请立即停止使用，并及时通知您的医生。医生可能会建议调整药物剂量或改用其他药物来治疗您的疾病。

同时，请注意观察是否伴有其他不适症状，如腹痛、腹泻、恶心等。如有类似症状，请务必及时与医生联系咨询。如果症状严重，建议尽快前往医院就诊，接受医生的诊断和治疗。

52 在上午和下午注射生物制剂会有区别吗

答 一般来说，生物制剂在上午注射和在下午注射是没有明显区别的。注射时间通常取决于医生的建议和患者的个人情况。

然而，某些生物制剂可能需要在特定的时间进行注射，以达到最佳治疗效果。例如，某些抗体药物需要在特定的时间段内注射，以便与患者的免疫系统产生有效作用。
因此，如果您正在使用生物制剂治疗炎症性
肠病，请务必遵循医生的建议，并按照指示
正确使用药物。

此外，使用生物制剂时还需要注意药物
的储存条件和使用方式。一些生物制剂需要
在冰箱中储存，而某些生物制剂需要使用特
定的注射器和针头。在使用生物制剂之前，
请务必仔细阅读药品说明书，并向医生或药
师咨询。

53 生物制剂的具体使用时间是怎样的

 生物制剂的使用时间通常根据药

物种类和治疗方案来确定。以下是一些常见生物制剂的使用时间：

生物制剂名称	适用疾病	初始注射时间	稳定后注射时间
英夫利西单抗（infliximab）	克罗恩病和溃疡性结肠炎	第 0、2、6 周各注射 1 次	每 8 周注射 1 次
阿达木单抗（adalimumab）	克罗恩病和溃疡性结肠炎	通常每两周注射 1 次	通常每 2 周注射 1 次
乌司奴单抗（ustekinumab）	克罗恩病和银屑病	第 0、4 周各注射 1 次	每 8 周注射 1 次
维得利珠单抗（vedolizumab）	克罗恩病和溃疡性结肠炎	第 0、2 周各注射 1 次	每 8 周注射 1 次

请注意，生物制剂的具体使用时间需要根据患者的个体情况和治疗效果进行调整。请遵循医生的建议并定期复查以确保治疗效果和安全。

54 克罗恩病患者可以服用感冒药和消炎药吗

答 需要根据个人具体情况以及医生的建议来判断。感冒药和消炎药中通常包含非甾体抗炎药（nonsteroidal anti-inflammatory drugs，NSAIDs）成分，如阿司匹林（aspirin）和布洛芬（ibuprofen）等。这些药物可能会刺激肠道黏膜，导致症状恶化。

因此，克罗恩病患者在使用这类药物之前应该咨询医生的意见，以避免引发不必要的并发症。如有需要，医生可能会建议使用其他更适合的药物来治疗感冒，如对乙酰氨基酚（acetaminophen）等。

总之，克罗恩病患者在使用任何药物时，都应遵循医生的建议和处方，以确保治疗安全有效。

溃疡性结肠炎患者
多久需要复查肠镜

答 一般来说，建议溃疡性结肠炎患者在治疗后定期进行肠镜检查，以评估治疗效果和病情变化。具体的复查时间需要根据病情轻重程度和治疗方案来决定。肠镜检查是一种通过在肠道内插入一个带有摄像头的细长管状设备来观察结肠内部的方法，有助于了解炎症的位置和程度。

病情较轻的患者，一般建议每年至少进行一次肠镜检查。

病情较重的患者，可能需要更频繁地进行肠镜检查。这将有助于及时发现潜在的并发症，如狭窄、瘘管或其他肠道病变。

在治疗期间，如果病情有明显好转或恶

化，也需要及时进行肠镜检查，以调整治疗方案。请遵循您的医生的建议并按照他们的指示进行复查。

炎症性肠病患者应注意的养生保健事项

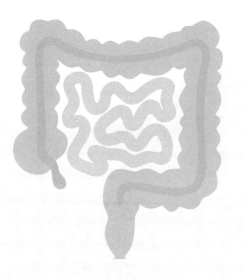

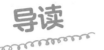

导读

炎症性肠病患者在日常生活中应该注意一些保健事项，以降低病情恶化的风险，提高生活质量。本篇将为您提供一些建议和指导，帮助您更好地应对炎症性肠病。

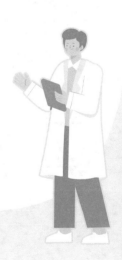

56 为什么溃疡性结肠炎总是反复发作

答 溃疡性结肠炎是一种慢性炎症性肠病，反复发作属于病情的常见特点。

反复发作可能的原因包括如下几点：

治疗不彻底：溃疡性结肠炎需要长期治疗，如果治疗不彻底或中断治疗，可能导致病情反复发作。

饮食不当：摄入过敏食物、高脂肪食物或不易消化的食物可能加重病情。

情绪波动：长期紧张、焦虑和精神压力过大可能影响病情。

基础病未得到控制：如果患者患有其他疾病，如肠道感染，可能导致溃疡性结肠炎反复发作。

因此，患者应该与医生保持良好沟通，

定期跟进病情。同时，注意饮食、保持情绪稳定和积极治疗基础病有助于减轻病情反复发作的可能性。

57 溃疡性结肠炎何时容易发展为癌症

答 患有溃疡性结肠炎的人，由于长期的肠道炎症，可能会增加癌症的风险。以下几种情况，患者发展为癌症的风险较高。

病程时间较长：随着患病时间的延长，患癌症的风险相应增加。

病变范围较广：肠道受到炎症影响的范围越广泛，癌症的风险越高。

较大年龄：随着年龄增长，患癌症的风险可能会上升。

结肠癌家族史：如果患者的家族中有结肠癌病例，患者患癌症的风险也会相应增加。

因此，溃疡性结肠炎患者需要定期进行结肠镜检查和肠道黏膜活检（取肠道组织样本进行检查），以便及时发现癌变并进行治疗。

 58 **如何降低溃疡性结肠炎患者发生癌症的风险**

答 要降低溃疡性结肠炎患者发生癌症的风险，可以从以下几个方面着手：

定期进行结肠镜检查：结肠镜检查可以帮助医生发现肠道中的炎症和异常组织，早期发现问题并进行治疗。

积极治疗溃疡性结肠炎：根据医生的建议，及时使用药物控制病情，减少炎症和肠道损伤，降低癌症风险。

保持健康饮食：选择营养丰富、易消化的食物，避免食用过多油腻、辛辣等刺激性食物，有助于改善肠道环境。

提高免疫力：保持良好的生活作息时间，加强锻炼，帮助增强机体免疫力，以抵抗疾病。

避免吸烟和过量饮酒：吸烟和酗酒都可能增加癌症风险，因此戒烟和限制饮酒对健康至关重要。

控制体重并适当锻炼：保持合适的体重和进行适量运动，有助于身体健康，并降低患病风险。

通过上述措施，可以降低溃疡性结肠炎

患者发生癌症的风险。请注意遵循医生的建议，并定期进行检查，确保病情得到及时有效的控制。

59 患有溃疡性结肠炎会影响寿命吗

答 溃疡性结肠炎是一种慢性炎症性肠病，如果不及时控制和治疗，可能会对患者的寿命产生一定影响。对于大多数患者来说，通过规范治疗和健康的生活方式管理，病情可以得到有效控制，从而降低并发症的发生率，延长寿命。

研究表明，患有溃疡性结肠炎的人群的寿命相比一般人群略有降低，但差距并不明显。一项大规模研究发现，溃疡性结肠炎患者的平均寿命与非患者相比仅略微减少了1~2年。

因此，如果患者能够及时诊断和治疗溃疡性结肠炎，遵循医生的建议，保持健康的生活方式（如均衡饮食、适度运动、减轻精神压力等），寿命可以得到有效延长。

60 哪些人更容易患上溃疡性结肠炎

答 溃疡性结肠炎的确切原因尚不完全清楚，但有一些已知的相关因素可能增加患病风险。

以下是一些可能的风险因素：

遗传因素：具有家族史的人群更容易患上溃疡性结肠炎。这意味着如果您的亲属中有人患有此病，那么您患病的风险可能会增加。

免疫系统反应：溃疡性结肠炎被认为是一种自身免疫性疾病，与免疫系统异常反应有关。这意味着您的免疫系统可能会错误地攻击正常的肠道细胞，导致炎症。

细菌和病毒感染：某些细菌和病毒可能会引发肠道炎症，从而诱发溃疡性结肠炎。研究人员正在研究这些感染如何与疾病发展之间的关联。

环境因素：一些环境因素，如空气污染、饮食习惯、生活压力等，可能对溃疡性结肠炎的发生和发展产生一定的影响。

免疫系统和肠道菌群失调：溃疡性结肠炎患者肠道内常常出现菌群失调，固有免疫系统受到破坏。固有免疫系统是机体的先天免疫系统，它在肠道内起着重要的作用，帮助抵御病原体的入侵和维持肠道的免疫平衡。肠道菌群失调指的是肠道中有益菌和有害菌之间的平衡被打破，可能导致炎症。

请注意，以上因素只是增加患病风险，并不意味着一定会导致溃疡性结肠炎。了解这些风险因素有助于更好地预防和管理此类疾病。如有疑虑，请咨询专业医生。

61　我们能预防溃疡性结肠炎吗

答　虽然目前尚无确切方法预防溃疡性结肠炎，但您可以采取以下措施来降低罹患疾病的风险或延缓疾病的进展。

均衡饮食：保持健康饮食，尽量多食用富含膳食纤维和营养物质的食品，如蔬菜、水果和全谷物。避免食用过多高脂肪、高糖、高盐和高蛋白食品。

心理调节：学会放松身心，减轻压力和紧张情绪。避免过度劳累和熬夜等不良生活习惯。

健康生活方式：戒烟、限酒，保持适度运动，维持健康的体重和身体状况。

定期检查：若有家族史或其他相关疾病的风险因素，应定期进行胃肠道检查和筛查，以便及早发现和治疗溃疡性结肠炎。

总之，尽管目前无法完全预防溃疡性结肠炎，但通过健康的生活方式和定期检查，可以降低罹患疾病的风险或延缓疾病的发展。

溃疡性结肠炎会传染吗

答 溃疡性结肠炎不是一种传染病，因此不会通过接触、食物或空气等途径传播给他人。溃疡性结肠炎属于自身免疫性疾病，这意味着患者的免疫系统错误地攻击了结肠内膜，从而引发炎症反应。

尽管溃疡性结肠炎本身不具传染性，但患者在治疗期间应注意采取一些卫生措施，例如勤洗手、避免与传染病患者接触等，以降低感染其他疾病的风险。

此外，溃疡性结肠炎具有一定的遗传倾向。因此，如果您的家族中有人患有此疾病，请密切关注自己的健康状况，并采取适当的预防措施。如有疑虑，请及时就诊，与医生讨论您的症状和治疗方案。

患有溃疡性结肠炎是否需要定期复查？间隔多长时间

答 溃疡性结肠炎是一种需要长期治疗和管理的病症。定期复查对于控制病情和预防并发症非常重要。建议溃疡性结肠炎患者每年进行一次结肠镜检查。此外，还需要定期检查血液中的一些指标，如血常规、肝功能、肾功能、电解质和血糖等，以及在必要时进行影像学检查（如 X 线、CT 等）。

关于具体的复查时间，应根据患者的具体状况和病情稳定程度来确定。对于病情较为严重或不稳定的患者，可能需要更加频繁地复查，如每 6 个月或更短的时间。在治疗期间，也需要定期进行复查，以评估治疗效果并在需要时调整治疗方案。

为什么有的溃疡性结肠炎患者容易便秘

答 溃疡性结肠炎是一种慢性炎症性肠病，主要影响结肠和直肠，易引起腹泻、腹痛和排便紧迫感等症状。虽然溃疡性结肠炎通常表现为腹泻，但部分患者也可能出现便秘。这可能与以下因素有关：

肠道炎症：溃疡性结肠炎导致的肠道炎症和溃疡可能影响肠道的蠕动（肠道运动）和水分吸收，从而导致便秘。

药物治疗：治疗溃疡性结肠炎的药物包括激素、抗生素、免疫抑制剂和抗炎药等。部分药物可能会影响肠道蠕动和水分吸收，从而导致便秘。

营养不足：溃疡性结肠炎患者可能因食欲缺乏或腹泻等原因导致营养不足。缺乏纤维等物质也可能导致便秘。

心理因素：溃疡性结肠炎可能会影响患者的心理状态。情绪波动可能会影响肠道蠕动和水分吸收，从而导致便秘。

如果患有溃疡性结肠炎的人出现便秘症状，应及时就诊以确定原因。

 65 溃疡性结肠炎患者何时需要考虑手术治疗

答 溃疡性结肠炎是一种需要长期治疗和控制的疾病。在以下情况可以考虑进行手术治疗：

药物治疗无效：对某些患者来说，药物治疗可能无法有效控制病情和缓解症状。如果在积极进行药物治疗后，结肠炎症和症状仍然严重，那么手术治疗可能成为一种选择。

合并并发症：溃疡性结肠炎可能导致多种并发症，如大量出血、肠道穿孔或肠梗阻等。在这些情况下，可能需要进行紧急手术治疗。

结肠癌：长期患有溃疡性结肠炎可能会增加患结肠癌的风险。如果发现结肠癌，患者可能需要手术治疗。

手术治疗方法包括结肠切除（移除部分结肠）、直肠切除（移除部分直肠）和全结肠切除（移除整个结肠）。手术治疗有助于去除受损组织，缓解症状并控制病情进展。然而，手术治疗也存在一定的风险和并发症，因此在决定手术治疗时需要慎重考虑。

**克罗恩病能长期缓解，
甚至永不复发吗**

答 克罗恩病是一种慢性炎症性肠
病。虽然目前还没有根治方法，但通过药物
治疗和改善生活方式可以控制症状并降低复
发风险。一些患者在接受有效治疗后可能长
时间处于缓解状态，甚至无症状，但不能保
证永久不复发。

克罗恩病的复发具有较大的不确定性，
因为可能受到多种因素的影响，如遗传、免
疫功能、环境因素、生活方式等。

因此，对于克罗恩病患者来说，需要密
切关注症状变化，遵循医生的治疗建议，并
保持健康的生活方式。在治疗期间，应避免
诱发症状的因素，如不良饮食习惯、精神压
力过大、吸烟等。同时，定期进行检查和随

访，以便及时发现并处理可能的症状和复发
风险。

67 患有克罗恩病的肠子会因病变而坏死吗

答 克罗恩病是一种炎症性肠病，可能影响消化道的任何部位，包括口腔、食管、胃、小肠和大肠。克罗恩病的病因目前还不完全清楚，但大多数研究认为是由免疫系统异常引起的。

虽然克罗恩病不会直接导致肠子坏死，但如果不及时治疗，可能会引发一系列严重并发症，如肠壁变薄、瘘管（肠道与其他器官或皮肤之间的异常通道）形成、肠梗阻

（肠道受阻）等。这些并发症可能加重病情，导致患者痛苦不堪。

因此，患有克罗恩病的人应积极配合医生的治疗建议，服用药物、调整饮食、保持健康的生活方式等，以控制病情发展，减轻症状，避免出现严重并发症。在克罗恩病治疗过程中，定期复查和与医生保持良好沟通也非常重要，有助于更好地管理疾病。

 克罗恩病患者都会发热吗

答 克罗恩病患者可能出现发热，但并非所有克罗恩病患者都会发热。

发热是炎症性疾病的常见症状之一。克

罗恩病患者在疾病发作期间较容易出现发热，这可能是由于炎症或感染引起的。如果您出现发热，请及时就医进行诊断和治疗。

 克罗恩病手术后需要住院多久

答 克罗恩病手术后的住院时间会因各种因素而有所不同，包括手术类型、术后恢复状况、患者年龄和身体状况等。通常情况下，克罗恩病手术后患者需要住院 7～10 天，这个时间可能根据具体情况适当增加或减少。在住院期间，医生会密切关注患者的恢复情况，确保手术切口愈合良好，并根据需要给予抗生素、止痛药等治疗措施。

在术后恢复期，患者需要遵循医生的建议，注意口腔卫生、饮食调理等方面的护理。为确保恢复顺利，应避免剧烈运动和过度劳累。同时，定期进行复查以评估手术效果和预防术后并发症的发生。

70 克罗恩病患者是否需要戒烟和戒酒

答 尽管吸烟和饮酒不是直接导致克罗恩病的原因，但它们可能会加重病情并对患者的健康产生负面影响。因此，建议患者尽量戒烟和戒酒。

研究发现，吸烟可能使克罗恩病患者的症状加重，加速病程，增加手术风险和复发率。因此，克罗恩病患者应戒烟。

饮酒也可能加剧克罗恩病的症状，因为酒精会刺激肠道黏膜，导致肠道炎症加重。此外，饮酒可能会影响药物疗效，增加肝脏负担，从而导致肝功能受损等问题。因此，克罗恩病患者应尽量戒酒或限制饮酒量。

71 克罗恩病患者应采取怎样的生活方式

答 以下是一些生活方式建议。

饮食调整：克罗恩病患者应该避免摄入高脂肪、高纤维、辛辣刺激、咖啡因等可能刺激肠道的食物。建议选择易消化、低脂、低纤维、易吸收的食物，如米粥、面条、鸡蛋、土豆、南瓜等。

充足的水分：保证充足的水分摄入对克罗恩病患者非常重要。每天应该饮用足够的水或其他无刺激性的饮品，以保持肠道的湿润和通畅。

适度的运动：有助于促进肠道蠕动，帮助消化吸收，同时也可以缓解压力和焦虑情绪。但是运动强度不宜过大，以免加重病情。可尝试散步、练习瑜伽或进行温和的有氧运动。

睡眠充足：充足的睡眠可以促进身体的恢复和修复，缓解疲劳和焦虑情绪。建议克罗恩病患者保持规律的作息时间，保证每天有充足的睡眠时间。

减少压力：压力是导致克罗恩病症状加重的主要因素之一，因此患者应该采取一些缓解压力的方法，如听音乐、阅读、练习瑜伽等，避免长时间处于紧张的情绪状态。

注意，在实施这些建议时，患者应与医生密切沟通，以确保这些建议符合他们的个人需求和健康状况。不同患者可能需要不同的生活方式调整，因此请务必根据自己的具体情况进行选择。

72 克罗恩病何时需要考虑手术治疗

答 克罗恩病是一种需进行长期治疗和控制的炎症性肠病。

手术治疗通常存在以下情况会被考虑：

药物治疗无效：对部分患者来说，药物治疗可能无法有效控制病情和缓解症状。若经过积极的药物治疗后，患者仍然出现严重的肠道炎症和症状，手术治疗可能会成为一种选择。

合并并发症：克罗恩病可能导致多种并发症，如肠梗阻（肠道阻塞）、肠穿孔（肠道出现小孔）以及腹膜脓肿（腹膜积聚脓液）。在这些情况下，患者可能需要接受紧急手术治疗。

肠道狭窄或阻塞：克罗恩病有时会导致肠道变窄或完全阻塞。这种情况下可能需要手术治疗。

癌变：长期患有克罗恩病可能会增加患癌的风险。若发现结肠癌，患者可能需要手术治疗。

手术治疗的方法包括狭窄切除术（移除狭窄的肠道部分）、结肠切除术（移除部分或全部结肠）以及直肠切除术（移除部分或全部直肠）。手术治疗可以去除病变组织，缓解症状和控制病情进展。然而，手术治疗也存在一定的风险和并发症，因此需经过患者和医生充分沟通和慎重考虑。

73 克罗恩病患者能进行高强度运动吗

答 对于克罗恩病患者来说，高强度运动可能会导致肠道炎症加重和腹泻加剧等不良反应。特别是在病情恶化或处于急性发作期的患者，高强度运动可能会加重病情，因此需要避免。

通常情况下，适度运动对克罗恩病患者有益，可以帮助改善肠道功能、增强免疫力和减轻压力。适当的有氧运动，如快走、游泳和慢跑，可以改善肠道血液循环，促进肠道蠕动，从而缓解腹胀和便秘等症状。

在开始运动前，建议患者咨询医生，根据个人状况选择合适的运动强度。

74 克罗恩病患者可以接种新冠疫苗吗

答 根据现有的信息和世界卫生组织的建议，克罗恩病患者通常可以接种新冠疫苗。大多数慢性病患者，包括克罗恩病患者，都建议接种新冠疫苗。然而，在特定情况下，例如免疫系统功能较弱的患者，最好在接种前咨询医生。

接种新冠疫苗可能会引起一些轻微副作用，如注射部位疼痛、轻微发热和疲劳。这些副作用通常会在短期内自然消退。

接种疫苗后一定要留下来观察 30 分钟，这非常重要！如果在回家后，克罗恩病患者出现严重不良反应，例如呼吸困难或过敏反应等，应立即就医。

75 炎症性肠病可以治愈吗

答 炎症性肠病是一种慢性疾病，目前尚无根治方法。然而，通过规范的治疗和生活方式的调整，病情可以得到有效控制，减少并发症的发生，从而显著提高患者的生活质量。治疗方法主要包括药物治疗和手术治疗。

需要注意的是，治疗炎症性肠病是一个长期的过程，需要患者与医生密切合作，持续进行治疗和监测。患者应定期进行身体检查，以便及时发现和处理潜在的并发症，从而达到控制病情、减少病情恶化的目的。

76 当克罗恩病出现肠外症状时，应注意哪些事项

答 当克罗恩病出现肠外症状时，您应注意以下事项。

及时就医：如果您出现克罗恩病相关的肠外症状，如关节疼痛、皮肤红疹、口腔溃

疡等，请及时就医并接受专业治疗。

与医生沟通：保持与医生的沟通，及时报告您的症状变化，以便医生根据您的情况调整治疗方案。

避免自行用药：请勿自行购买和使用药物，特别是未经医生许可的药物。这些药物可能会与您正在使用的药物产生相互作用，导致不良反应，从而加重您的病情。

调整生活方式：作为克罗恩病患者，您应调整生活方式，避免过度劳累、保持充足的睡眠等，以帮助身体康复。

饮食调整：您应注意饮食调整，避免食用可能刺激肠道的食物，如辛辣食品、咖啡、酒类等，以及高脂、高纤维食物。您可以咨询医生或营养师，制订适合自己的饮食计划。

77 **在体检后，炎症性肠病患者
需要特别关注哪些化验项目**

答 IBD 患者在体检后需要特别关注
以下化验项目。

化验项目	符号	说明
C 反应蛋白（CRP）	↑	CRP 是一种炎症标志物。如果 CRP 水平升高，可能表明肠道炎症活动增加
白细胞计数（WBC）	↑	白细胞计数是一种炎症标志物。如果 WBC 计数升高，可能表明肠道炎症活动增加
血红蛋白（Hb）	↓	血红蛋白是红细胞中的一种蛋白质。如果 Hb 水平下降，表示贫血
血小板计数（PLT）	↓	血小板计数可以反映血小板的数量。如果 PLT 计数下降，可能存在肠道出血
肝功能指标	↑	IBD 患者可能因炎症、药物治疗等原因导致肝功能异常。需要关注肝功能指标，如谷丙转氨酶（ALT，↑）、天冬氨酸氨基转移酶（AST，↑）、碱性磷酸酶（ALP，↑）、总胆红素（TBIL，↑）等
营养素水平	↓	IBD 患者可能因炎症、吸收障碍等原因导致营养不良。需要关注营养素水平，如维生素 B_{12}（↓）、叶酸（↓）、铁（↓）、钙（↓）、镁（↓）等

总之，炎症性肠病患者在体检后需要关注以上化验项目的变化情况及其是否在正常范围内。如有异常，应及时咨询医生并进行相应的治疗和调整。

78 克罗恩病诊断中，
幽门螺杆菌检测是否重要

答 幽门螺杆菌检测在克罗恩病的诊断过程中并不重要。

幽门螺杆菌是一种常见的胃部细菌，它可能导致胃炎、胃溃疡和胃癌等疾病。尽管幽门螺杆菌感染可能引发一些胃肠道症状，但这并不会直接导致克罗恩病。克罗恩病的确诊通常需要进行肠镜检查和组织活检。肠镜检查过程中，医生会观察肠道内壁的状况，并从中取出组织样本进行活检，以确定肠道炎症的类型和程度。

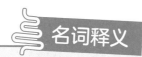

名词释义

肠镜检查：通过使用一根带有摄像头的软管（肠镜），医生可以直接观察肠道内部的情况。

组织活检：从患者体内取出一小部分组织，用于在实验室进行病理学检查，以便了解患者的病情。

79 克罗恩病会影响睡眠吗

答 克罗恩病患者的睡眠质量可能会受到疼痛、腹泻、腹胀、不适等症状的影响。此外，治疗克罗恩病的药物，如长期使用的类固醇类药物和免疫抑制剂，可能导致失眠或嗜睡等不良反应。

研究表明，克罗恩病患者普遍存在睡眠时间短、睡眠质量差、容易醒来等问题。睡眠质量差不仅会影响患者的生活质量，还可能加重克罗恩病的症状并影响治疗效果。因此，改善睡眠质量对于克罗恩病患者非常重要。以下是一些建议，以帮助克罗恩病患者改善睡眠质量。

调整睡眠环境： 保持安静、舒适且温度适宜的睡眠环境，减少噪声、光线等干扰。

养成良好的睡眠习惯：保持规律的作息时间，适度午睡，减少过度疲劳或过度兴奋等影响睡眠的行为。

缓解症状：积极进行治疗和管理，以减轻疼痛、腹泻、腹胀等症状，从而提高睡眠质量。

避免药物滥用：不要滥用镇静剂、安眠药等药物，以免对睡眠产生负面影响。

适当运动：适当的运动有助于缓解克罗恩病症状，改善睡眠质量。

请注意，如有关于个人健康状况的问题，请咨询您的医生或其他合格的医疗专业人士。

克罗恩病患者脱发，这正常吗

答 克罗恩病患者可能会出现脱发现象，这是由疾病本身和治疗所使用的药物等因素综合作用的结果。脱发对于克罗恩病患者来说是一种常见的副作用。疾病本身可能导致营养不良、贫血等问题，从而影响头发的生长和健康。此外，一些治疗克罗恩病的药物，如类固醇类药物，也可能会导致脱发。但并不是所有患者都会出现这种情况。

对于克罗恩病患者的脱发问题，可以从以下方面入手：

治疗和管理疾病：通过治疗和管理克罗恩病，改善营养不良、贫血等问题，有助于改善头皮健康和减轻脱发症状。

合理用药：遵循医生的建议，避免滥用类固醇类药物，减少药物对头发的影响。

控制压力和焦虑：通过心理疏导等方式控制压力和焦虑，有助于减轻脱发问题。

保持健康的生活方式：包括均衡饮食、适量运动、避免吸烟等，有助于促进头发生长和健康。

81 我身上出现小水疱，这是否是克罗恩病引起的

答 克罗恩病主要表现为肠道炎症，而皮肤问题并非常见症状。虽然部分克罗恩病患者可能会出现皮肤问题，但是小水疱并不是克罗恩病的典型症状。因此，如果您的

皮肤出现小水疱，这可能是由多种原因引起，例如湿疹、荨麻疹、疱疹或过敏等。

若症状轻微，您可以尝试使用皮肤保湿剂或抗过敏药物进行治疗。如果症状严重，建议及时就诊，让专业医生进行诊断和治疗。

疾病注释

湿疹（eczema）： 一种慢性炎症性瘙痒性皮肤病，常表现为皮肤红肿、瘙痒和干燥等。

荨麻疹（urticaria）： 一种皮肤过敏反应，表现为瘙痒、红肿和轻微水肿。

疱疹（herpes）： 由病毒引起的皮肤感染，表现为疼痛、瘙痒和小水泡。

过敏（allergy）：免疫系统对某些物质
（如花粉、食物、药物等）的过敏反
应，可能导致皮肤症状。

82 体重增加对克罗恩病患者是好还是坏

答 克罗恩病患者的体重增加可能既
有好处，也有坏处。具体情况需根据患者的
个体情况来判断。

以下是关于体重增加的一些优点和
缺点：

优点：①减轻疾病对身体的影响。体重增加可能有助于减轻克罗恩病对身体的影响，例如缓解疲劳、改善营养不良等问题。②增强身体免疫力。适当增加体重可能有助于增强身体免疫力，从而对缓解克罗恩病的症状有一定帮助。

缺点：①加重肠道负担，体重增加可能加重肠道负担，导致炎症加重，从而使病情变得更加严重；②增加疾病复发的风险：体重增加可能增加克罗恩病复发的风险，因为过多的食物摄入可能刺激肠道炎症的发生。

因此，克罗恩病患者在增加体重时需要根据个人情况和病情来进行评估和管理。建议患者在医生和营养师的指导下，制订合适的饮食计划，确保摄入充足的营养，同时避免过度摄入可能导致病情加重的食物。

83 患有克罗恩病，是否可以不使用药物治疗

答 药物治疗是克罗恩病治疗的关键方法之一。它可以缓解症状、控制病情发展，并提高生活质量。如果不接受治疗或治疗不当，克罗恩病可能导致肠道狭窄、肠穿孔、肠梗阻等严重并发症。因此，强烈建议患者遵循医生的治疗方案，按时服用药物，并定期进行随访和检查，以保持病情稳定。

尽管有些患者可能会出现药物副作用或对某些药物不适应，但这并不意味着可以完全不使用药物治疗。如果您出现药物不良反应或治疗效果不佳，请及时告知医生，并根据医生的建议调整治疗方案。

84 克罗恩病是否影响寿命

答 克罗恩病是一种慢性炎症性肠病，尽管目前没有根治方法，但通过适当的治疗和管理，症状和相关并发症可以得到控制。通常，克罗恩病本身不会直接导致死亡。然而，如果病情未得到有效控制，可能会出现一些严重的并发症，从而影响生活质量和预期寿命。

克罗恩病可能导致的并发症包括肠道梗阻（肠道堵塞）、肠穿孔（肠壁破裂）、贫血（血红蛋白或红细胞数量减少）、营养不良（身体无法获得足够的营养）和肠道出血。这些并发症有可能对患者的生命产生威胁。此外，长期使用免疫抑制剂等药物可能会增加感染风险，进一步影响生活质量和预期寿命。

对于克罗恩病患者，建议积极进行治疗
和管理，定期接受检查和评估。这有助于及
时发现并处理潜在的并发症和药物副作用，
以提高生活质量和预期寿命。

 长期服用药物是否对身体有害

答 炎症性肠病是一种慢性疾病，通
常需要长期药物治疗以控制病情和缓解症
状。虽然长期使用药物可能会导致某些副作
用，但这些副作用因人而异，不一定会
发生。

以下是一些可能的副作用：

胃肠道反应：如恶心、呕吐、腹胀、腹泻等，这些反应可能会在长期使用药物的过程中出现。

肝脏损伤：某些药物可能会对肝脏产生不良影响，导致肝功能异常，如转氨酶升高、黄疸等。

免疫系统反应：部分药物可能会影响免疫系统，导致免疫力下降，容易感染。

骨骼损伤：某些药物可能会对骨骼健康产生影响，导致骨质疏松和骨折。

其他：长期使用药物可能还会对皮肤、眼睛、口腔等部位产生影响。

值得注意的是，不同药物的副作用也各有不同。患者在使用药物时，应遵循医生的建议，确保正确的剂量和用法。如果您对药物的副作用有担忧，请咨询您的医生以获取更多信息和建议。

86 炎症性肠病患者
在接种疫苗时需要注意什么

答 通常情况下，接种疫苗不会给炎症性肠病患者带来不良影响。然而，某些疫苗可能会引起轻微的副作用，如发热、头痛、疲劳、肌肉疼痛等短暂不适。这些副作用通常会在几天内自然消失。

对于炎症性肠病患者来说，在接种疫苗前，请务必咨询医生，确保疫苗不会影响病情和治疗计划。特别是在接受免疫抑制治疗的患者，接种疫苗可能存在一定风险。在这种情况下，建议等待至少 2 周后再进行疫苗接种。这样可以确保药物已完成代谢从体内排出，降低疫苗接种的风险。

总之，炎症性肠病患者在接种疫苗时需根据个人状况进行评估，并遵循医生的建议。

87 肠镜检查是否会对肠道黏膜
造成伤害

答 肠镜检查是一种常见的内镜检查方法，用于观察消化道内部情况。在肠镜检查过程中，医生会通过肛门将内镜引入肠道，以便观察肠道内部。肠镜检查确实可能对肠道黏膜造成轻微伤害，但这种伤害通常是微小的，肠道黏膜很快便会自然恢复。

为减轻患者在肠镜检查过程中的不适和疼痛感，医生会使用润滑剂和麻醉剂。此外，内镜的尖端呈圆锥形，医生会在检查过程中适当地旋转和移动内镜，以便更好地观察肠道的各个角度。这样一来，尽管肠镜检查可能对肠道黏膜产生一定刺激和摩擦，但通常不会导致严重损伤。

然而，肠镜检查仍然存在一定风险。在

检查过程中，可能会出现肠道穿孔、出血、感染等并发症。此外，肠镜检查还可能影响肠道内的菌群平衡，从而导致肠道微生态的改变。因此，在接受肠镜检查时，务必遵循医生的建议，并密切关注检查前的准备和检查后的护理。

 炎症性肠病会导致抑郁症吗

答 研究表明，部分炎症性肠病患者可能存在肠 - 脑轴失调现象。肠 - 脑轴是指肠道和大脑之间的相互作用。简单来说，肠道炎症可能会导致一些神经递质和激素的异常释放，如血清素、多巴胺、去甲肾上腺素、

肾上腺素、白介素等。这些物质不仅可以直接影响大脑功能，还可能通过神经介质和免疫介质的作用，影响患者的情绪和行为。

因此，炎症性肠病患者更容易罹患抑郁症。但需要注意的是，这并不意味着所有IBD患者都会出现抑郁症。具体发病机制仍需要进一步研究。如果您担心自己可能出现抑郁症，请咨询专业医生并寻求帮助。

89 如何对高风险人群进行癌变监测

答 长期的慢性炎症可能会增加炎症性肠病患者患上肠癌的风险，因此，高风险人群需要进行癌变监测。

以下是炎症性肠病患者进行癌变监测的方法：

结肠镜检查：是最常用的炎症性肠病患者癌变监测方法之一。该方法可以直接观察肠道黏膜的变化，包括息肉、溃疡、结节等异常情况，并进行活检以确定是否存在癌前病变。

定期血液检查：炎症性肠病患者需要定期进行肿瘤标志物检查，包括癌胚抗原（carcinoembryonic antigen，CEA）和癌抗原19-9（carbohydrate antigen 19-9，CA19-9）。这些标志物的升高可能是癌前病变或癌变的指标。

CT 或 MRI 检查：计算机断层扫描（computed tomography，CT）或磁共振成像（magnetic resonance imaging，MRI）检查可以提供更全面的肠道图像，有助于发现肠道内的异常病变。这些检查可以在结肠镜检查之外提供更全面的信息。

超声检查：可以用于监测肠道壁的厚度和肿物的大小，有助于发现可能存在的癌前病变。

PET-CT **检查**：正电子发射断层扫描（positron emission tomography-computed tomography，PET-CT）检查可以提供更全面的肠道图像，同时可以检测肿瘤是否存在转移。这种检查方法对于炎症性肠病患者的癌变监测尚处于研究阶段，但已经显示出一定的潜力。

总之，炎症性肠病患者需要在医生的指导下进行定期的癌变监测。这些监测方法可以在早期发现癌前病变或癌变，提高治疗的成功率。请遵循您的医生的建议并定期进行这些检查。

90 **炎症性肠病患者感染其他病毒的风险是否比健康人群更高**

答 炎症性肠病患者感染其他病毒的风险可能会比健康人群略高。这主要是因为炎症性肠病患者通常需要长期使用免疫抑制药物来控制病情，这类药物可能会影响免疫系统的正常功能。

免疫抑制药物可以减轻免疫系统对炎症的反应，但同时也可能削弱身体对病毒等外来病原体的防御能力，从而增加感染其他病毒的风险。然而，具体的感染风险还需要根据患者的个体情况来判断。

为了降低感染病毒的风险，IBD 患者在日常生活中应注意保持良好的卫生习惯，加强个人防护措施。若出现任何不适或疑似感染病毒的症状，应及时就医。

91 如果使用生物制剂一段时间后症状得到缓解，还需要继续用药吗？可以停用吗

答 如果炎症性肠病患者在使用生物制剂治疗一段时间后症状得到缓解，通常仍需要继续用药。生物制剂可以有效减轻炎症，但并不能治愈炎症性肠病，只能维持疾病的稳定状态。停用生物制剂可能会导致疾病复发，进一步加重病情，甚至导致需要手术。

因此，炎症性肠病患者在开始使用生物制剂治疗后，需长期坚持药物治疗，直至医生建议停用或疾病得到充分控制。在使用生物制剂期间，患者需要定期进行医疗检查，以评估治疗效果和潜在的不良反应，同时调整治疗方案，以达到最佳治疗效果和降低药

物副作用。

在考虑停用生物制剂前，请务必与医生充分沟通和讨论，以确定停药的适当时机和方法，了解可能出现的风险和后果。

 生物制剂过敏有哪些外在表现

答 生物制剂过敏的外在表现因人而异，但通常包括以下症状。

皮肤反应：可能出现皮疹、红斑、瘙痒、荨麻疹等皮肤过敏症状。

呼吸系统反应：可能出现哮喘、呼吸急促、喉咙紧闭等呼吸系统过敏症状。

消化系统反应：可能出现恶心、呕吐、腹泻等消化系统症状。

全身性反应：可能出现发热、头痛、乏力、寒战、血压下降等全身性过敏反应。

如果您出现以上症状或其他不适症状，需要及时向医生报告。为了预防过敏反应，使用生物制剂前需要告知医生过敏史，并按照医生的建议进行治疗。如果出现过敏反应，请立即就医处理。

93 痔疮出血会影响粪便钙卫蛋白的检测准确性吗

答 痔疮出血确实可能会影响粪便钙卫蛋白（faecal calprotein，FCP）的检测准确性。虽然痔疮本身不是一种肠道炎症，但是由于痔疮出血会使大肠内膜受损并导致红细胞和血液蛋白等物质进入粪便中，这些成分可能会干扰 FCP 测试的准确性。因此，在进行 FCP 测试之前，建议您告知医生您是否患有痔疮或其他肛门疾病，以便医生能够更准确地解释测试结果。

名词注解

粪便钙卫蛋白（faecal calprotein，FCP）：是一种衡量肠道炎症程度的指标。当肠道炎症加重时，FCP 水平通常会升高。

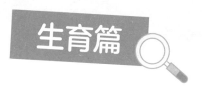

得了炎症性肠病
能要小孩吗

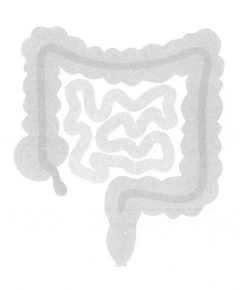

导读

　　许多 IBD 患者可能会对自己是否能够顺利怀孕、分娩以及抚养孩子产生疑虑。本篇将解答关于 IBD 患者妊娠的常见问题，帮助您更好地了解自己的病情，并在医生的建议下作出明智的决策。

男性在使用免疫抑制剂（如类克）期间是否可以计划要孩子

答 男性 IBD 患者在使用免疫抑制剂（如类克）期间计划要孩子需要考虑以下几个方面：

免疫抑制剂对生殖系统的影响：免疫抑制剂可能会对生殖系统产生不利影响，包括精液质量下降、精子减少、睾丸功能受损等。因此，在使用免疫抑制剂期间，男性 IBD 患者应该谨慎考虑生育计划，最好在停药后一段时间（例如 3 个月）再计划要孩子。

个体差异：不同的人对免疫抑制剂的反应存在差异，有些人可能不会出现明显的生殖系统问题。因此，在进行生育计划前，男性 IBD 患者应该向医生咨询，进行生殖系统检查，评估药物对自己的影响。

疾病控制：IBD 疾病的控制对于孕期和分娩的安全至关重要。如果男性 IBD 患者需要继续使用免疫抑制剂来控制疾病，那么可以考虑采取一些措施来减少对生殖系统的影响，如降低药物的剂量，或者选择其他治疗方案。

总之，在进行生育计划前，男性 IBD 患者应该向医生咨询，评估药物对自己的影响，并制订个性化的治疗方案。在进行生育计划时，应该在停药后的一段时间内再进行生育，以降低药物对生殖系统的影响。同时，也应该确保 IBD 疾病得到充分控制，以保证孕期和分娩的安全。

95 **怀孕期间患有炎症性肠病，用药时需要注意哪些事项**

答 在孕期，患有炎症性肠病的女性在使用药物时需特别注意以下几点：

避免使用孕妇禁用的药物，如氟喹诺酮类药物（抗生素）、氨基糖苷类药物（抗生素）、四环素类药物（抗生素）等。

避免使用具有致畸作用的药物，即那些已在动物实验、流行病学研究和人体临床观察中证实能够引起胎儿畸形的药物。

避免使用对胎儿有潜在危险的药物，如非甾体抗炎药（消炎药）和类固醇类药物（消炎药）等。

避免使用对孕妇和胎儿均有毒性的药物，如化疗药物和免疫抑制剂等。

在用药时，孕妇应咨询医生的意见，了

解药物的适用范围、剂量、用法和禁忌证等
信息，并按照医生的建议进行用药。

96 溃疡性结肠炎会遗传给下一代吗

答 溃疡性结肠炎的发病原因涉及遗传和环境因素。遗传因素在病因中确实有一定作用，但具体的遗传模式尚不明确。大多数患者并不会将溃疡性结肠炎遗传给下一代。不过，如果一个家庭中有多名成员患有溃疡性结肠炎或克罗恩病，子女患病风险可能会增加。

一些研究发现，如果患者的父母或兄弟姐妹中有人患有炎症性肠病，子女患病风险可能会比普通人高出 2 ~ 3 倍。总之，溃疡性结肠炎的发病并非仅由遗传因素引起，环境因素也起着关键作用。为了帮助您更好地理解这一问题，我们建议与您的医生探讨个人和家族的病史，以便评估遗传风险。

克罗恩病会影响生育吗

答 根据现有研究，克罗恩病本身不会直接影响生育。然而，患有克罗恩病的女性常常面临因为服用或者注射药物出现流产、胎停等风险，或往往因营养不良影响生育。

克罗恩病患者在怀孕期间需要特别关注

药物治疗和营养摄入，以确保胎儿的健康。因此，建议患者在计划怀孕之前咨询医生，进行充分的评估和规划，以制订合适的治疗方案和生育计划。

98 克罗恩病患者在备孕期间需要注意哪些事项

答 克罗恩病患者在备孕期间需要特别注意以下几点。

保持疾病稳定：克罗恩病患者在备孕期间应确保病情稳定，以降低病情恶化的风险。请遵循医生的治疗建议，按时服药，并定期进行检查和随访。

药物治疗调整：备孕期间，某些治疗克罗恩病的药物可能会对胎儿产生影响。因此，请务必咨询医生，了解药物治疗的安全性，并根据医生的建议进行相应调整。

关注营养摄入：确保摄入充足的营养，以便为怀孕创造良好的条件。多食用新鲜蔬菜、水果、全谷类食物和优质蛋白质，同时避免高脂肪、高糖和高盐食物。

保持适宜体重：过重或过轻都可能影响生育。因此，请注意保持适宜的体重。

减轻心理压力：精神压力可能会影响生育。尝试采取一些放松技巧，如深呼吸、练习瑜伽和冥想，以降低压力并保持愉悦心情。

在决定备孕前，请务必咨询医生并制订适当的治疗和生育计划。

99 克罗恩病有遗传风险吗

答 克罗恩病不是一种直接遗传的疾病，但遗传因素可能会增加患病风险。研究表明，如果您有家族成员患有克罗恩病，您患病的风险可能会更高。

遗传因素对克罗恩病的影响涉及多个基因，其中 *NOD2*（nucleotide-binding oligomerization domain 2）基因是最重要的一个。但是，即使有 *NOD2* 基因变异，您也不一定会患上克罗恩病。环境因素和其他基因也在发病过程中发挥作用。

具体来说，如果您的一位亲生父母患有克罗恩病，您的患病风险约为 10%；如果双亲都患有克罗恩病，您的患病风险则提高至 30%。

因此，对于有家族病史的人群，建议进行基因检测和定期筛查，以便早期发现疾病并采取有效治疗措施。

100 患有克罗恩病，停药多久后可以尝试怀孕

答 患有克罗恩病的人在尝试怀孕前，请务必先咨询医生，因为每个患者的病情和治疗方案都可能不同。

克罗恩病是一种需要长期治疗的疾病，提前停药可能导致病情恶化，影响患者的生活质量和健康。如果医生建议停药以准备怀孕，通常需要在停药后等待至少 3 个月再开始尝试。这样可以让身体有足够的时间适应

停药后的生理变化，并降低胎儿发育异常的风险。然而，具体的停药时间需要根据患者的病情、用药情况和治疗方案等因素来决定，因此请在医生的指导下进行。

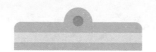

问卷调查

 扫描二维码，填写问卷调查，您的意见与需求均可填入。也可填写下面的问卷，把书带到诊室与我们分享

亲爱的读者，您好！

　　我们正在对《炎症性肠病自我健康管理手册》进行改进，希望能收集您宝贵的使用反馈，以便更好地完善手册内容。本次调查采取不记名方式，您提供的信息仅用于改进手册，不会对外泄露。感谢您抽出时间参与我们的问卷调查！

一、个人信息

1. 您的年龄：_____岁

2. 您的性别：□男　□女

3. 您患有的炎症性肠病是：

□溃疡性结肠炎　□克罗恩病

4. 疾病病程为_____年

二、使用情况

5. 您是通过什么途径获取这本手册的?

□网络下载　□书店购买

□医生推荐　□其他_____

6. 您已经阅读了手册的哪些章节?（可多选）

□知识篇　□饮食篇　□治疗篇

□保健篇　□生育篇

7. 您大约用了_____小时阅读这本手册。

三、内容反馈

8. 您认为手册内容的可读性：

□非常强　□强　□一般

□较弱　　□很弱

9. 您认为手册内容的全面性：

□非常全面　□较全面　□一般

□不太全面　□很不全面

10. 您认为手册内容的实用性：

□非常实用　□较实用　□一般

□不太实用　□完全不实用

11. 您最希望手册增加的内容：＿＿＿＿＿＿

四、总体评价

12. 您对这本手册的总体满意度：

□非常满意　□比较满意　□一般

□不太满意　□很不满意

13. 您还有什么其他建议？＿＿＿＿＿＿＿＿

再次感谢您的参与，祝您身体健康！

《炎症性肠病自我健康管理手册》编写组